內臟疲勞修復全書

內臟疲勞回復

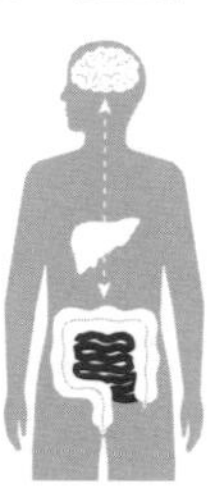

你聽見身體求救的聲音嗎？
從大腦、腸胃、肝臟全面緩解你的不適

松尾 伊津香——著 中田 航太郎——總審定 蔡麗蓉——譯

目錄

第2章 大腦疲勞對策

第3章 腸胃與疲勞——壓力會完全反應出來的內臟

第4章 腸胃疲勞對策

第5章 肝臟與疲勞——因為沉默所以可怕的內臟

第6章 肝臟疲勞對策

第7章 疲勞的真相——重新檢視身體的正常組織狀態

第8章 疲勞對策的共通原則

推薦序

不輕忽疲勞，預防重於治療

「內臟疲勞」雖然在臺灣可能並不是這麼通俗、常用，但相信大家或多或少都有發生如書中提到，清晨不明原因想吐或是內臟不舒適的狀況。臺灣人是有名的勞碌命，根據勞動部統計，臺灣就業者二〇二〇年平均年總工時達兩千零二十一個小時，在調查報告四十個國家中高居第四位，僅低於新加坡、哥倫比亞和墨西哥等三個國家。臺灣民眾在工作中常常展現焚膏繼晷、未達使命不惜燃燒生命的精神，然在盡責並追求成就的過程中，仍須留意日積月累的疲勞問題。

疲勞不是一種疾病，而是一種狀態，容易疲勞者不分年齡，在臨床上相當常見，這類病患常抱怨全身無力、頭痛、失眠或嗜睡、腸胃不適、心情不好、注意力變差、運動後呼吸喘等問題，絕大多數這類患者與作息、壓力過大導致自律神經失調有關，有充足的休息、均衡營養攝取與放鬆技巧，就可緩解。然而，若是長期處於疲勞狀態，休息能改善的程度不大，就必須要以全人醫療角度進一步診察，將生理、器質性疾病、心理等面向納入考量，譬如代謝性疾病、貧血、感染、癌症、自體免疫疾病、器官功能異常（心、肺、肝、腎、甲狀腺等）、憂鬱、藥物、物質濫用、營養與肥胖、懷孕等一一排除，找到原因才能對症下藥，但仍有三分之一的慢性疲勞找不到原因，因此平常保持良好生活型態相當重要。

如何避免疲勞、維持健康呢？許多人可能認為多休息就是解方，假期睡到自然醒是許多人在工作時愉悅的期待，但同樣相信多數人應該也有越睡越累的經驗。因此，什麼是「真正的休息」？我想多數人仍有疑問，並沒有明確的認知。此外，大家對於「爆肝」疲勞產生的疾病風險，如睡眠障礙、腸躁症，或是過勞產生的「壓力型肥胖」等等名詞，相信並不陌生，這些狀況不僅影響日常生活，持續產生惡循環，更可能導致延伸腦血管與心血管風險，甚至可能因此而死亡！如何避免風險因子、判斷前期徵兆呢？相信也是許多人關心的議題。

預防重於治療，充足睡眠、均衡飲食、固定運動並定期健康檢查對於自身健康維持重要。再者，日常疲勞常常於身體中反應出來，需多多留意身體反應的警訊、不要輕忽！本書分別就大腦、腸胃與肝臟，以常見的狀況與警訊，提出說明與建議，相信能成為大家維持健康的好幫手！

陳宥達醫師
臺北醫學大學附設醫院家庭醫學科主治醫師

作者序

正視內臟疲勞的警訊

「內臟疲勞」。

看到這幾個字，你的大腦會聯想到什麼呢？

在「釋放疲勞健身房」擔任教練一職的我，從會員們和周遭友人的口中，以及社群網站上的投稿等，時常會聽到大家有以下的感覺：

「早上起床那一瞬間，覺得全身沉重又無力，內臟十分疲勞。」

「感覺很想吐，但是不知道這是因為內臟疲勞，還是太緊張的關係？」

「突如其來地感到內臟疲勞，於是這兩天正在斷食當中。」

「酒喝太多所以噁心想吐……接下來就會出現內臟疲勞的反應，所以得特別留意才行。」

「如果內臟疲勞有什麼明顯指標的話，應該就不會勉強自己超出負荷、吃進一大堆食物了。」

「第一個反應是覺得自己年紀大了，才會一下子就內臟疲勞。」

諸如此類，人們總會在日常生活中，無意間脫口而出「內臟疲勞」一詞。「內臟疲勞」在醫學上並沒有明確的定義，醫療單位通常也不會使用「內臟疲勞」一詞。然而，卻不只一個人，而是有許許多多的人，習慣提到「內臟疲勞」，可見不少人都自覺有相同的「內臟疲勞」現象。

本書就是針對上述很多人每天都會感覺到、並且為之困擾的「內臟疲勞」現象，進行了相關的研究。

內臟疲勞並沒有特定的定義，而是自然而然流傳的名詞。因此，本書將這個名詞所表示的感覺，解釋如下：

①內臟失調。

②內臟失調導致全身疲勞。

所謂的「①內臟失調」，就像是胃消化功能不良因而引發胃脹、腸道排便功能不佳於是引發便祕或腹瀉等，可解釋成內臟本身的生理機能不佳，並出現某些「症狀」的情形。

另一方面，「②內臟失調導致全身疲勞」，則可解釋成：伴隨著類似①的胃或肝臟不適，而有全身無力及倦怠的感覺，可大略統稱為「疲勞」。

簡單來說，本書將「內臟疲勞」定義為「內臟功能不佳，以及隨之而來的全身疲勞感」。

誠然，「內臟疲勞」在醫學上並沒有明確的定義，不過①②都會對我們的日常生活造成困擾，因此本書才會針對這二方面著手調查。

本書以現代人特別容易感覺不適的內臟器官：「大腦」、「腸胃」、「肝臟」等三大範疇，委請各科專科醫師分門別類地提供意見。

內臟無法從體外檢視，也無法像肌肉一樣加以鍛鍊，難以詳細地自我覺察當下如何運作，或現下處於何種狀態。內臟明明是人體運作的重要器官，卻讓很多人不知道該如何對待，充滿重重謎團。

日復一日的忙碌生活，更讓我們在不知不覺中忽視了自己的身體。正因為如此，我期盼透過研讀本書，能促使大家正視隱藏在身體裡的內臟器官，並且好好思考自己的身體狀況。

松尾伊津香

序　章

內臟與疲勞

何謂疲勞？

疲勞＝「你該休息了」的警訊

什麼是疲勞？

我是一名健身教練，平時會接觸到許多忙碌的現代人。當他們感覺「疲勞」時，我會透過運動、飲食、冥想等指導方式，幫助他們維持身體健康。而這次，我決定從「內臟」方面，深入探討疲勞這個主題。

在這之前，我想再次讓大家了解一下，究竟什麼是「疲勞」？

以結論而言，所謂疲勞就是身體在發出「你該休息了」的警訊。

這是在警告你：「身心負荷太大了，再這樣下去會搞壞身體，請暫停活動。」

日本疲勞學會對疲勞所下的定義是：「肉體上及精神上過度的活動，或是因疾病衍生出獨特的不適感，與身體期盼休養而活動力減退的狀態。」[1]

疲勞，與疼痛、發燒，統稱爲「身體三大警報」的生理現象。我們會因為疼痛或是發燒，進而發現身體某處受傷了、感染病毒了、過度負荷了等異常狀態。正因為身體發出這些警報，我們才知道必須有所處置。假如不適當處置，依舊繼續活動的話，可能就會將身體搞壞到無法修復的程度。

但是我們卻很容易忽略「疲勞」發出的警訊，就算察覺警報響起，許多人仍會選擇視而不見地繼續活動，甚至根本沒察覺身體已經在發出警告。

請想像以下的情境：懷著緊張的心情陪客戶打高爾夫，區區三十分鐘就足以令人筋疲力盡，但是在閒暇之餘和朋友打高爾夫時，卻能很享受地連打好幾個小時。這樣的場景大家應該不陌生吧？

在後者的狀態下，我們的大腦會分泌出名為多巴胺（dopamine）及腦內啡（endorphin）的腦內物質。這些腦內物質俗稱「快樂物質」、「腦內麻藥」，會帶給人們興奮感，甚至能解除疲勞的警報。試著想像「Runner's High」（跑者高

1 參閱：日本疲勞學會（二〇一一）《抗疲勞臨床評估指引》。

潮）的狀態，應該就很容易明瞭。上網、購物、賭博、喝酒等也是如此，當這些興奮物質釋出時，我們通常就不會感到疲勞。

不僅快樂的事情不會讓人感到疲勞，工作的時候也是一樣。花相同時間坐在辦公桌前工作，隨著作業的內容不同，有時只是一會兒就感到疲勞，有時卻一點也不覺得累。之所以出現這樣的差異，不單是時間和肉體上負荷的問題，而是取決於大腦感受疲勞的程度。

此外，工作上有時難免會「沒辦法休息」。在這種情況下，就算再累也還是會理性判斷「必須做（完）某件事」而繼續工作，阻礙了「應該休息」的本能行為。

除了人類以外的動物，都不會有「過勞死」的問題。

過勞死就是無視「你該休息了」的警訊而繼續工作的結果，最後演變成致命性身心崩壞的狀態。因為人類高度發達的大腦更甚於其他動物，有時似乎就忽略了「疲勞」這個用來保命的重要警報。

千萬別小看日常的疲勞

如果說「疲勞」是「身體在負荷過大時發出『你該休息了』的警訊」，那麼「內臟疲勞」就可謂「內臟已經負荷過大，請你休息」的警訊。

本書會針對「大腦」、「腸胃」、「肝臟」這三個內臟的範疇，列舉出一般人常見的身體不適以及時有所聞的煩惱，作為向各個專科醫師採訪的題材，以尋求解答。例如：

- 怎樣的行爲會造成負荷？
- 呈現怎樣的狀態就是負荷過大了？
- 怎麼做才能獲得「休息」？

在詳述專科醫師的解答之前，必須向大家說明一個非常重要的觀念。舉凡有疲勞、感覺內臟失調等情形，或身心感覺異常時，希望大家第一步應尋求醫師的專業診察，並遵從醫囑。

切莫小看日常的疲勞。感受到疲勞就是身體在發出警報，甚至代表可能隱藏重大疾病。如果沒有適當處置，小毛病也會變成大問題，更可能引發嚴重後果。如果感到身體不適，且不是暫時的現象，請務必先向專業醫師諮詢。

儘管目前還未全面實行，但不少醫療院所已經不再採用均一化的方式，而是根據每一位患者的體質、年齡、生活環境，量身打造相應的診療模式。說明症狀的時候，最好將「何時開始／何處不舒服／症狀如何／症狀出現的時間／其他擔憂的症狀／本身和家族病史」彙整之後再告知醫生。

另外想提醒各位，向醫療院所諮詢內臟失調的相關問題時，別使用「內臟疲勞」這個通俗用語，應具體描述症狀才能順利診療。

就算「無異常」身體還是有狀況？

本書打算為還沒生病，但是目前感覺身體有些不適的人提供方法，讓大家知道如何從內臟調整健康狀況。

近幾年，許多人因為身體不適上醫院求診，卻查不出任何異常。其中不排除某些人是受到情緒的影響（也就是心理作用）；然而，無法找出確切病因，只能長期為症狀所苦的人也日益增多。

以上這樣的症狀，就是所謂的「功能性異常」，與檢查中發現有異常的「器質性異常」有所區別。

「器質性異常」（器質性疾病）

器官本身有異常之病態的總稱。

經由檢查即可辨識出造成形態異常的原因。

「功能性異常」（功能性疾病）

儘管器官本身並無發現異常，但有自覺症狀之病態的總稱。

經由一般檢查無法確定造成症狀異常的原因，卻感覺有慢性或反覆出現、會影響日常生活的症狀。

以頭痛為例。若接受檢查後，發現有腦腫瘤或血管障礙等原因，這就屬於「器質性異常」。但是像緊張型頭痛這類「功能性異常」的情況，無論頭有多痛，都無法找出哪裡異常。當然，我們不能否認有暫時性的肌肉緊張或是脈膊的變化等現象，不過一旦疼痛緩和下來，便很難看出器官本身有什麼異常。

話雖如此，當疼痛反覆發生、長期折磨著當事人，應該就不能斷定為「沒異常所以沒有問題」。這類型的症狀，並非器質（有形）而是功能上發生異常，通常稱之為「功能性異常」。

那麼，這些功能性異常的「慢性疼痛」，難道就不算是病痛的一種嗎？

舉例來說，若是胃潰瘍、大腸炎、肝癌等所謂「特定疾病」，只要上醫院接受檢查，大部分就會發現「器質異常」，獲得診斷並接受治療。但當胃功能性出現「功能異常」，包括：吃不多卻一下子就覺得飽到難受、慢性刺痛、噁心想吐等。儘管做了檢查，最終卻沒發現特別的異常。明明感到不適，卻以「心理作用」作結，還無法著手治療……這樣只是讓人愈來愈不安而已[2]（詳細內容請參閱第三章）。

我認為，我們自我主觀感覺到內臟不舒服的症狀，並不能完全否定有功能性問題的可能才是。

當然，我要再次強調「嚴禁隨意自我診斷」，這絕對是無庸置疑的；不過，深受這些「有其症狀，卻找不出病因」所苦的人，近年來不斷增加也是不爭的事實。

正因為如此，我認為**從不同層面探察自己的身體不適，進而找到頭緒並加以改善，有助於提升生活品質**。

請容我重申：我每天都在面對上班族的「疲勞」。在本書中，我將逐一探索「內臟疲勞」這種「看不見的疲勞」的真面目，並找出解決之方。

現在就讓我們言歸正傳吧！

---

2 近年來，關於「功能性異常」（功能性疾病）已經有非常深入的研究，除了在醫院會投藥之外，也陸續確立了各式各樣的治療方法。

第 1 章

大腦與疲勞

掌管「疲勞」的內臟

大腦疲勞檢測表

症狀檢測

(　)不容易入睡，或是感覺睡不好。

(　)無法專心，或是小失誤變多。

(　)因為一點小事就心浮氣躁，或情緒沮喪。

(　)一天結束後，總是筋疲力盡。

(　)最近沒有從事感興趣的活動，或是不快樂。

行為檢測

(　)目前同時承接好幾項期限各異的工作。

(　)想很多，又提不出結論。

(　)休假日會查看電子郵件，也會思考工作上的事。

(　)一回神發現自己正在滑手機。

(　)最近生活上出現了巨大變化（轉職、結婚、搬家等）。

符合描述的項目愈多，
有可能你的大腦已經累了。

現代人十分忙碌，感覺「大腦疲勞」的人想必不在少數。在檢測表中有符合好幾項描述的人，應該很多才對。

首先，我們就針對「大腦」這部分的內臟疲勞來深入探討。

「咦？大腦也算是內臟嗎？」

大家也許會有這樣的疑問。雖然大腦現今被歸類為神經系統，但以前一直被視為內臟。所謂的「內臟」，指的是「位於動物體內的臟器」，因此在這裡才會認定是位於頭部內的臟器＝大腦＝內臟。

此外，這次將焦點放在大腦上的理由還有一點，就是大腦是和其他內臟緊密交互作用的臟器。

若說「所有內臟皆由大腦支配」，一點也不爲過。

大腦的職責

大腦是「過於忙碌的校長兼撞鐘」

若以大家耳熟能詳的例子來說明，大腦就類似身體的「校長兼撞鐘」。一面管理部下及成員，一面又以團隊一員的身份處理著日常業務，以求能拿出成果……在你的身邊，應該也有這種分身乏術的主管吧？說不定有人本身即是如此。

大腦在善盡記憶、思考、言語、情緒等各種大腦特有功能的同時，還會向各臟器及肌肉下達指令，使身體順利運作。不但要顧全自己本身的工作，同時還得指揮全身上下的機能，簡直就是校長兼撞鐘。

而說到指揮全身上下的機能，又是怎麼一回事呢？關鍵就在於「神經」。神經就像電線，負責在體內傳達訊息。神經從大腦連結全身每一個地方，互相報告、連絡、商量的同時，再將工作完成。

大腦會和全身器官溝通
並指揮全身上下

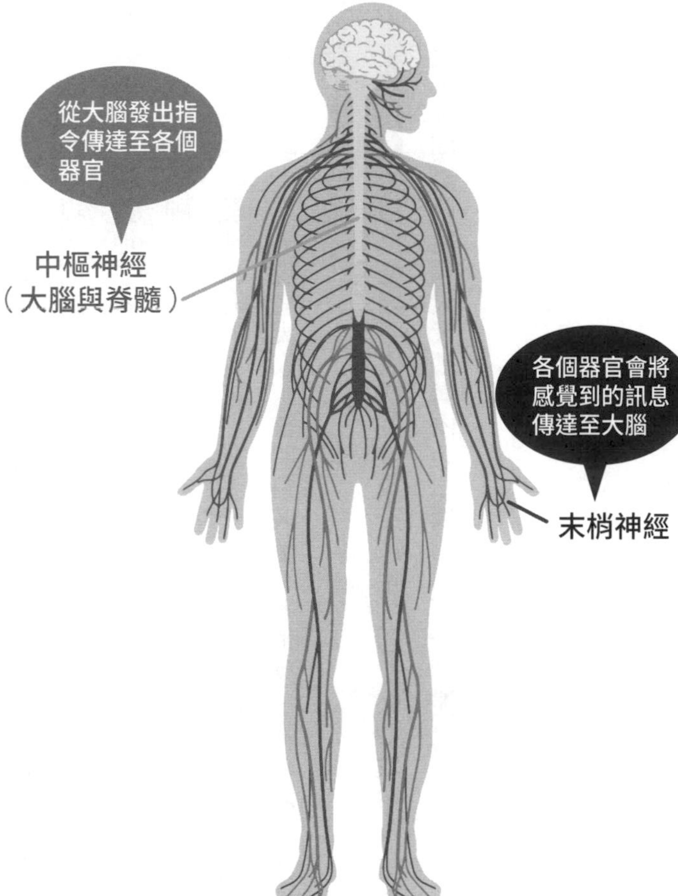
從大腦發出指令傳達至各個器官
中樞神經（大腦與脊髓）
各個器官會將感覺到的訊息傳達至大腦
末梢神經

從顱骨內的大腦出發，通過脊柱內的神經稱作「中樞神經」；由此遍布全身臟器及肌肉等每個地方的神經，則為「末梢神經」。從大腦發出的指令，會經由末梢神經傳達至各個器官；相對地，各個器官感覺到的訊息（「疼痛」與「溫度」這類的刺激等等），會從末梢神經發出訊號，傳遞至中樞神經後，再送達大腦。

總而言之，大腦除了發揮獨有的功能之外，一面與包含內臟在內的所有器官溝通，一面還得照料全身上下。現在大家應該明白大腦有多忙碌了吧！因此在這種狀態下，實在很難不累積疲勞。

但如何才能好好慰勞這位忙碌不堪的校長兼撞鐘呢？馬上來請教素有「禪僧精神科醫師」封號，長期鑽研現代人大腦與內心煩惱的川野泰周醫生。

專業審定*

川野泰周（Kawano・Taishu）醫生

臨濟宗健長寺派林香寺住持／RESM新橫濱睡眠、呼吸醫療診所副院長／精神保健指定醫師、日本精神神經學會認證精神科專科醫師、醫師會認證職業醫學醫師。

出生於一九八〇年。二〇〇五年畢業於慶應義塾大學醫學系。完成臨床研習課程後，任職於慶應義塾大學醫院精神神經科、國立醫院機構久里濱醫療中心等，擔任精神科醫師從事醫療工作。自二〇一一年於建長寺專門道場進行禪修長達三年半的時間。二〇一四年底開始成為橫濱林香寺的住持。現在一邊操持寺務，還一邊在東京都內以及橫濱市內等診所的精神科負責診療工作。對於憂鬱症、焦慮障礙、PTSD、睡眠障礙、依賴症等疾病，除了使用藥物療法以及傳統的精神療法之外，更積極導入實踐禪修及正念的心理療法。另外還以上班族、醫療從業人員、學校教職員、家長、銀髮族等為對象，廣泛進行演講活動。

＊以下內文中會以「”」、「“」來標註，此段落為醫生的專業建議與說法。

大腦與疲勞感的關係

困擾現代人、起因不明的各種不適症狀

第一步，要先來深入探討大腦與疲勞感的關係，也就是內臟疲勞的定義②「內臟失調導致全身疲勞」。大腦會藉由神經指揮全身上下。也就是說，一旦大腦疲勞，理應連帶造成全身出現疲勞感。

現代人最常煩惱的疲勞問題有一大特徵，就是「不容易找出特定原因，具有難以言喻的慢性倦怠感」。

當找不到特定原因的疲勞感長期持續時，大多會被診斷為「自律神經失調」。由大腦延伸而出的「自律神經系統」，是由交感神經與副交感神經所組成，當這二者失去平衡，無法正常運作，就稱為自律神經失調。

交感神經（興奮）與副交感神經（鎮靜）通常會自動切換

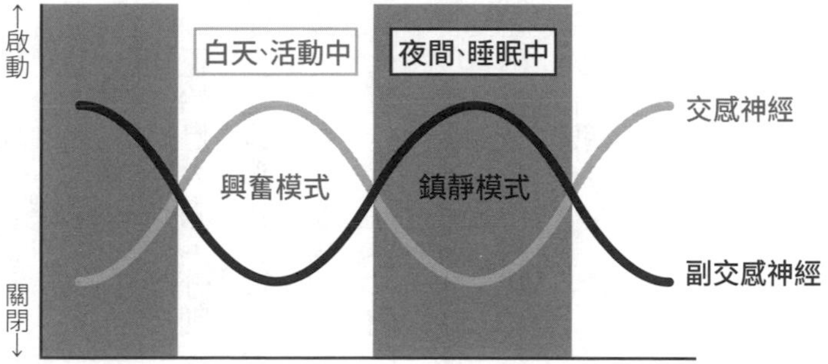

儘管找不到其他疾病或原因，但是目前已知會出現倦怠、頭痛、眩暈、發熱、心悸等多種症狀。自律神經掌控著體內的狀況，所以當自律神經失調，便會感到疲勞，使得身體各處出現不適的感覺。”

難以言喻的倦怠感，讓人心有戚戚焉。大家或許聽說過「自律神經」一詞，自律神經屬於末梢神經系統之一，顧名思義是會自律性運作的神經。在「興奮」與「鎮靜」這兩種模式之間自動切換，有助於調節人體的平衡。

其中，主掌興奮模式的是「交感神經」。通常像是在白天活動時，交感神經就會運作，使身心變活躍；掌管鎮靜模式的則是「副交感神經」，一般會在夜晚安靜、睡眠等時候運作，使身心放鬆下來。

次頁插圖，就是在說明自律神經從大腦（下視丘）與全身相互合作的情形。兩種神經始自大腦，分別經由不同途徑遍布全身上下，也包含了各個內臟。在需要呈現興奮狀態時，大腦會啟動交感神經的開關，提升特定的功能（例如心跳數等等）；在必須呈現鎮靜狀態時，則啟動副交感神經的開關，提升特定的功能（例如消化功能等等）。如此這般地運作，維持著身體的平衡。

當一直以來調整這些開關切換的大腦累積了疲勞、無法正常運作時，會變成怎樣呢？想當然爾，藉由自律神經被大腦指揮的各個內臟，也就是全身上下，都會發生「故障」的情況。

自律神經控制著全身上下

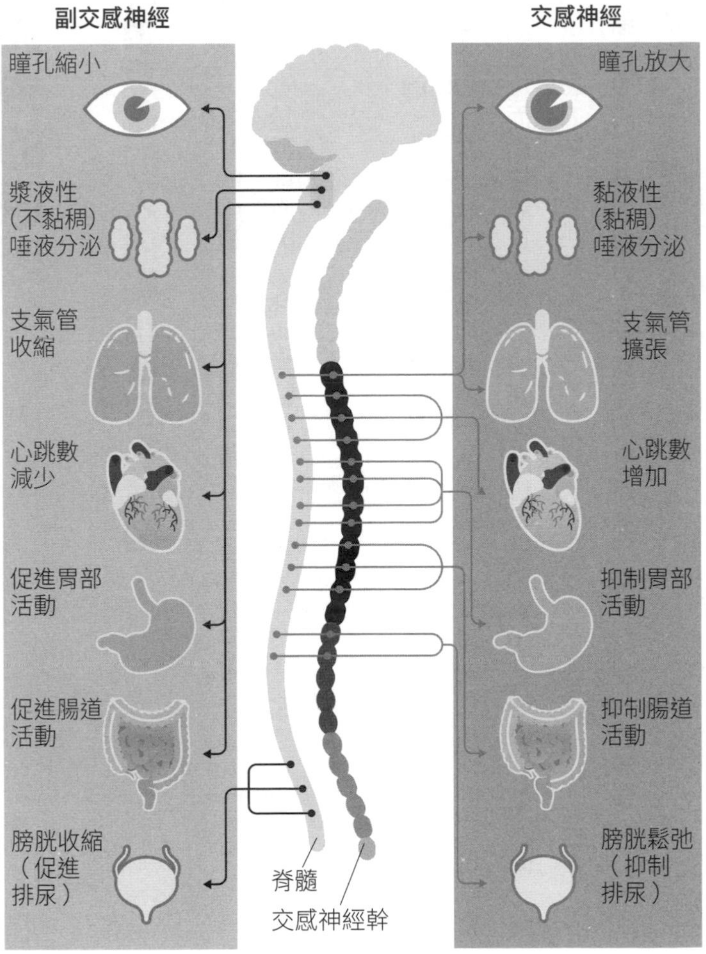

副交感神經
交感神經
瞳孔縮小
瞳孔放大
漿液性
(不黏稠)
唾液分泌
黏液性
(黏稠)
唾液分泌
支氣管
收縮
支氣管
擴張
心跳數
減少
心跳數
增加
促進胃部
活動
抑制胃部
活動
促進腸道
活動
抑制腸道
活動
膀胱收縮
（促進
排尿）
膀胱鬆弛
（抑制
排尿）
脊髓
交感神經幹

大腦疲勞的原因

容易心煩意亂的人內臟也會容易疲勞？

大腦畢竟是人類的中樞，疲勞過度累積肯定不會有好事。那麼，究竟是哪些原因，會使大腦感到疲勞呢？

所謂的「大腦疲勞」很難明確地定義，不過情緒與大腦疲勞卻息息相關。當壓力上身，我們大腦中名為「扁桃體」（又稱杏仁核）的部位就會有所反應，而扁桃體正是主掌情緒的部位。舉例來說，當聽到某人的一句話而感到壓力時，扁桃體就會開始作用，接著產生心浮氣躁這樣的情緒。

扁桃體的反應還會對大腦支配的自律神經帶來影響。也就是說，一旦情緒混亂，自律神經也會開始失序。

也就是說，當我們感到煩躁，受大腦支配的自律神經就容易失序，導致身體不適；相反地，若情緒平定，自律神經自然也能正常運作，身體狀態便會穩定下來。話雖如此，但情緒是無形的，如果能清楚地勾勒出情緒對神經造成影響的因果關係，對於世人肯定是一大福音！

❝

請大家試想，我們是否能夠光靠個人意志，讓內臟活動或停止活動？應該沒辦法吧？舉凡臟器、血液循環或是心跳數等，通常都是單單憑藉自律神經在自動管理。以脈搏為例，成人平均一分鐘七十次左右，這就無法單單憑著意志力加快速度。

不過假如就在眼前一瞬之間手機發出地震警報的話，脈搏就會一下子加快到一點五倍，甚至是兩倍的速度。事實上，就有醫生做過這樣的實驗[1]。這表示大腦在恐懼或是焦慮這類的情緒之下，會自然產生反應，對

1　參閱：P.Taggart et al,(1967) Motor-car driving and the heart rate.

脈膊以及心跳數造成影響。

的確，當可怕的危機來臨時，若身心啟動的不是興奮模式，而是「滿不在乎」的態度的話，我們將無法隨機應變。所以說，自律神經的反應，就是維持我們生命的機制。

“

不僅是脈膊及心跳數，其他部位也會發生相同的狀況。我們的身體全身上下，包含內臟在內，都是由自律神經所支配，且都會因情緒而受到影響。自律神經是在無意識下運作，所以無法靠意志加以左右……考量到這個特性，唯一能靠自己調整自律神經的行為，就只有讓內心保持平靜了。

”

但是，情緒這種東西，總覺得很難靠一己之力加以控制……

"

其實並不是這樣。除了有些人天生就很擅長控制情緒之外，多數時候我們都可以練習與自己的情緒共處。

而且相較於過去，在這個時代，學習認識情緒，以及如何與情緒相處更重要，如果只是放任情緒肆虐，恐怕大腦疲勞的情形只會日漸加劇。

"

現代的人比過去的人更不擅長掌控情緒

比起過去，現代人在當今這個時代確實更難做好情緒控管。

在情緒不穩定或心情沮喪等情況下，都容易衍生不少身心疾病，其中最具代表性的就是憂鬱症。近年來，有好幾項報告紛紛指出，全球罹患憂鬱症的患者皆有增加的傾向。舉例來說，一份以快速近代化發展下的中國民眾為對象的研究便提及，相較於一九三七年以前出生的中國人，一九六六年後出生的中國人，其憂鬱症發病率高了二十二倍[2]。

為什麼現代人會變得如此不擅長控制情緒呢？

理由眾說紛紜，但我認為原因在於有兩點「超出適當限度」了。

【情緒疲憊的原因①】與人「過於」親近

和過去相較，現在我們生活在人口密度異常高的空間裡，需要複雜且多樣化的溝通。有道是：「九成的工作壓力來自人際關係。」當溝通的必要性愈來愈多，壓力也隨之增加。尤其，東亞國家的人大多敏感周到，所以對這種溝通感到疲勞時，就會成為情緒起伏不穩定的重要原因。

在近年來的研究也發現，人口密度高的話，精神疾病的發病率就會升高[3]。人口愈多，愈可能對我們形成壓力。

順帶一提，所謂的溝通不單純是語言溝通，也包含非語言（non-verbal communication）溝通。在人潮中摩肩擦踵也屬於溝通的一種。從電車擠滿乘客會使人充滿壓力一事即可明瞭，人口密度一高的話，非語言溝通所帶來的壓力也會加大。

”

確實如此，在沒有其他人的空間裡，我覺得更能集中精神工作。

人與人之間的距離太近導致壓力累積，是現代人普遍都會遇到的現象。

2 參閱：Sing Lee et al.(2007) Lifetime prevalence and inter-cohort variation in DSM-IV disorders in metropolitan China.

3 參閱：Kate Baggaley(2019) City life damages mental health in ways we’re just starting to understand.

【情緒疲憊的原因②】資訊「過於」大量

第二點則是資訊過多，也就是資訊爆炸。

比方說，關於二〇二〇年爆發的新冠肺炎（COVID-19），不管是否有打開電視機，都能隨時獲取新冠肺炎（COVID-19）的消息。像是：「出現了多少感染者」，還有「哪裡很危險」、「應該怎麼做才好」、「推估未來會變成怎樣」，這些訊息都會煽動不安及恐慌的情緒。

擴大這些不安情緒的新聞，除了本身就會造成壓力之外，同時也會浪費我們的「注意力」（Attention）——專有名詞稱之為「注意力資源」的浪費，也就是「注意力經濟」（Attention Economy），因為我們每次心神專注（意識）的總量，是有限度的。平時就會煩惱注意力散漫的人，也許有必要鍛練自己的專注力。

除了注意力經濟（Attention Economy）一詞，最近更出現了「智慧型手機成癮」這類用語，也許正是浪費注意力資源最簡單明瞭的例子。只要手機放在身邊，就會不自覺拿起來看。比如社群網站的通知等等，注意力會分散到陸續傳送而來的各種資訊上頭，大腦不由得疲勞起來，猛然回過神後，時間已經悄然流逝。注意力資源的浪費，也連帶會造成時間的浪費。

> 人類具備一套機制，為了保護身體免受外敵侵犯，遇到外來的刺激時，自然會將注意力朝外。像現代這樣，人們經常暴露在資訊爆炸的情況之下，意識會四處分散，難免會感到疲憊。
>
> 再者，意識老是往外分散的話，一定無法關注到自己的內在。於是乎，客觀地觀察個人身心的能力也會變差。如果不能客觀地檢視自己，而總是將微不足道的資訊過度往壞處想，情緒自然容易變得不穩定。

照這樣看來，也許現代就是個情緒容易混亂的時代。想在這樣的時代生存，似乎有必要了解如何「鍛鍊」與情緒共處的能力。

大腦疲勞最主要的原因就是：一心多用

大腦疲勞最主要的原因，就是情緒混亂。尤其現代人容易有前述兩種「超出適當限度」的情況，情緒很難穩定，因此容易面臨大腦疲勞的困擾。

> 另一個主要的原因就是多工作業（multi-task）。有不少患者來我的診所求診，主訴有思緒混亂或「因不明原因感到疲勞」，探究他們身處的背景環境皆有多工作業的情形。

正是如此，我也是這麼認爲！大腦疲勞與多工作業密切相關。有時候即使再忙也不覺得累，或是雖然疲憊，心情卻很愉快；但有時則會出現筋疲力竭，全身無力的情形。我認為，後者的情況更常發生在進行多工作業時，當我們被種種問題追著跑、一時之間要處理各式各樣的案件時，難免感到疲憊倦怠。

現在的上班族，經常得被迫多工作業，不斷在行政作業、業務經營、接聽電話、收發電子郵件等不同的工作項目中來回切換。相信不少人光是電子郵件，就必須在同一個時段處理好幾封，且這些信件討論的工作項目大多不完全相同。假設收到十封電子郵件，就代表要同時負責約十起工作。不管你再能幹，要在同一時間內「既分心又專注」完成十件工作，幾乎是不太可能的任務。

像這樣必須多工作業的人，我接觸到IT產業的患者尤其多。每當我詢問患者們是否有什麼煩惱時，他們都輕描淡寫地說沒什麼特別的。他們通常會表示自己很喜歡公司的同事們、很喜歡從事電腦相關的工作，而且公司待遇好、肯給假；但也會說自己真的非常疲累。這樣的情況，可說是現代人疲勞特徵的典型例子。

「知道自己很累，卻不知道原因」正是大腦疲勞的人會說的話。

人只要活在這世上難免如此？

當要追究原因為何的時候，便有部分學者會將問題歸咎於當今社會環境中多工作業的情形過甚。

反之，如陶藝家或是侍酒師這些平時會專注在一件工作上的人，雖然會因為人際關係等某些特定煩惱而前來看診，卻很少因為大腦疲勞這種情形來就診。

只不過，對於多工作業的人來說，無論請他們辭職或是轉換跑道，都很不切實際，只會是治標不治本的作法。

“事實正是如此。遇到這種情形，培養出「切換意識的能力，以便能夠專心致力於眼前的作業」才更省事，我通常會指導患者運用這類方法。”

原來如此，看來多工作業的影響力遠超乎一般人的想像。那麼，判斷自己目前的工作狀態是屬於多工或單工，等於在某種程度上，就能更輕易地判斷自己的大腦是否容易累積疲勞吧？

“這點確實可以當作是一項指標，但是必須留意一點，所謂的「工」絕對不只有工作上的事。好比家庭主婦也會在同一時間完成好幾件家裡的事，包括育兒、家務或其他家人的事。在思考「必須做哪件事」的同時，還順便完成好幾件工作，這就算是多工。尤其，當你無法依照自己的步調推進工作時，便容易累積壓力，連帶會造成精神上的疲勞。所以說，除了工作之外，最重要的是要確認有沒有一直被代辦事項追趕的情形。

檢視是否為多工作業的關鍵點在於，是否有好幾個必須解決的問題，且同時間一直在思考這些問題。腦中總是思緒混雜地想著「除了那件事，這件事也得去做」的話，也是同樣的道理，未必只限於付諸行動的狀況下，才算是多工作業。

腦袋裡同時多工思考著事情，實際的行為也是多工處理著各種任務，說是雙重打擊未免太血淋淋……但以這種狀態度日的人，絕對不在少數。

這讓我想到佛陀曾說過：「人生在世，必有苦難。」

“我認為類似這樣多工作業的狀況並非特例，現代人絕大多數都是如此，所以這種情形本身就會衍生出大腦疲勞。”

多工作業會導致專注力下降，擴大不安情緒

再者，目前已知受到多工作業的影響，實際上會在我們大腦裡產生一些變化。例如：在英屬哥倫比亞大學的實驗[4]中便指出，將導致多工的電子郵件限制在一天只檢查三次之後，每天的緊張感以及壓力就會緩解，幸福感也會跟著提升。反之，若毫無限制地隨時檢查電子郵件，壓力便會激增，生產力也會下降。

另外，在薩塞克斯大學的研究[5]中則顯示，多工作業可能會使大腦構造發生變

4 參閱：Kostadin Kushlev et al.(2014) Checking email less frequently reduces stress.
5 參閱：Kep Kee Loh et al.(2014) Higher Media Multi-Tasking Activity Is Associated with Smaller Gray-Matter Density in the Anterior Cingulate Cortex.

化。研究發現，頻繁操作電腦或平板等好幾個電子裝置的受試者（譬如一邊看影片一邊上網查東西），大腦名為「灰質」（Gray matter）的部位密度很低。所謂的灰質，是負責大腦認知功能以及控管情緒的部位，這個部位密度低的話，專注力就會下降，而且導致憂鬱或不安等心理問題的可能性將會升高。

由此可知，多工作業將成為我們大腦表現變差的最大原因；因為注意力渙散不集中，大腦才會筋疲力盡。

第 2 章

大腦疲勞對策

大腦疲勞對策❶

單工作業化

因為科技的發達，在同一個時段內完成好幾件工作變得容易，所以現代絕大多數人，總是身處多工的狀態。如此一來，我們的大腦難免會十分疲勞。

當我向川野醫生請教該如何因應多工作業的問題，他給了一個很簡單的答案。

“盡可能逐步改成單工作業。”

這答案真的很簡單，但另一角度來說，實在強人所難。因為我們無論如何都必須同時完成好幾件工作呀！

是的，我明白，我想大家根本沒有餘力長時間專注在單一作業上。但是坦白說，這樣做工作才會更順利喔。

> 本來人類的大腦，就不適合多工作業。但若能集中注意力逐一去進行，即便有好幾項作業要做，依序確實認真完成的人，工作效率會明顯提升。大家不妨試著重新將多工作業，轉換成「單工作業的集合體」。

以密西根大學的研究[1]為例，比較「分別依序完成好幾項作業，且一項作業結束前不做其他作業的方法」與「一項作業尚未結束時便切換到其他作業，同時完成好幾項作業的方法」這兩種情況，得到的結論是：後者的工作效率比起前者下降了二〇至四〇％。

只要專心去做某個單一的工作項目，效率竟能上升二〇至四〇％！這般差距絕

1 參閱：David E. Meyer et al.(2001) Execut ve Control of Cognitive Processes in Task Switching.

對不容忽視。

話說回來，怎麼做才能重新將多工作業轉換成「單工作業的集合體」呢？在此也請川野醫生傳授大家具體的祕訣如下。

【重點①】整合類似的作業

假使因為多工作業而讓腦子一團混亂，好比同時洗碗、洗衣、打掃一樣分身乏術，那就應該整合不必切換思緒的類似作業，分類處理，這樣大腦才會條理分明。首先將所有的工作列出清單再分類，以免大腦還要進行額外切換的作業。

如果覺得分類很難的話，一開始不要想得太細，大略區分歸類即可。事實上在進行作業的過程，你將會發現「作業A與作業B要準備的東西其實都一樣」。

【重點②】規畫作業的時間表

將必須處理好的作業列表之後，再將每項作業分配在某個時段進行。最重要的是，要確定現在這個時間點該做哪些作業。

舉例來說，規畫早上的時間專門用來動腦完成文書工作，臨近中午快要失去耐性時，再處理電子郵件等相較單純的作業，坐著不動容易想睡的午後最適合外出跑行程或討論事情，傍晚再整理明天的作業與下達指示，諸如此類。

此外，每個人容易集中精神的時段都不一樣，所以只要安排出最適合自己的時間表就好。試著將相似的作業放在不同的時段進行，然後將整個過程所花費的時間與專注程度記錄下來，這樣就更容易掌握自己大腦的步調了。

【重點③】將多餘的作業逐出腦外

即便想要專注在單一作業上，但有時難免會突然插進其他工作，或是猛然想起一直忘記做的作業，甚至靈感突現。這種時候，若是記在心上打算「晚點再處理」的話，恐怕會妨礙到專注力。所以，不妨寫在手邊的便條紙上，透過留下物理性的紀錄（備忘錄），才能暫時將這些事逐出腦外。

「啊！突然想到還有那件事。不如暫時先記在這裡吧！」利用這樣的方式記錄下來，就不會忘記；騰出大腦的空間，當下就能集中注意力在必須專注的事情上。

等到眼前的作業結束後，檢視稍早隨手記錄的事項，並安插進時間表中。

除了部分特定職業的人之外，我們大都逃離不了多工作業。既然如此，只要想辦法別讓多工作業影響大腦思緒就行了！

也許看似簡單，但當我們愈是忙碌，愈可能因眼前工作分身乏術，反而疏忽了應該如何有效率地規畫作業。

工作愈忙，對於現在不必思考的事情，愈是心浮氣躁。不過，只要好好地規畫，確定「哪件事要在哪一天的幾點進行」之後，就能安心地投入眼前的工作。

如此看來，在工作的行程表上「將多工作業分解成單工作業」，像這樣將作業進度視為重要事項安排進行程表中，是比較理想的做法。

大腦疲勞對策❷

培養掌控意識的能力

此外，不擅長切換意識的人，「正念」（Mindfulness）也是很有效的做法。

> 無法切換意識，意指經常處於注意力散漫的狀態。**藉由正念培養出掌控自我專注力的能力，能防止大腦產生不必要的疲勞現象。**

大家有聽過在業界蔚為話題的正念嗎？正念指的正是「**現在只須專注於眼前事物的狀態**」，可透過冥想等方式加以訓練。持續正念的訓練之後，注意力會提升，壓力還會減輕。在我擔任教練的釋放疲勞健身房裡，也採用了正念訓練作為重點方法，用來幫助「大腦放鬆」。

矽谷的冥想風潮「活在當下」

目前盛行的正念風潮，據說最先起源於曾任Google工程師的陳一鳴（Chade-Meng Tan），所研發出的研習課程「搜尋內在自我」（Search Inside Yourself）。這系列課程後來衍伸帶動了矽谷菁英分子爭先效法「覺察力」、「正念減壓」等，並日漸受到全世界的矚目。

> 在擁有最先進IT技術的矽谷最先引起熱潮，我並不感到意外，因為IT產業的特性，非常需要多工作業。在我的診所裡，也常見到許多工程師前來諮詢。我過去也負責許多日本國內大型企業裡的正念研習課程，其中提出需求的對象又以IT企業的人事或健康部門的人員為最大宗。

我想正念之所以會在矽谷蔚為風潮，或許正是因為研究最尖端技術的這群人，總是對大腦疲勞的問題最為困擾，所以才更覺得效果顯著吧。

”

正念能讓投注在當下這個瞬間的意識變得清晰明瞭，因此有助於培養出持續性注意力。

舉例來說，大家是否有過這樣的經驗——開會時突然想到某件事，回過神後卻發現已經完全跟不上話題。這是因為，意識從當下這個瞬間必須專注的事情脫離了，轉移到其他事情上。

在眼前的現實中正在發生的事情是會議，現在必須思考的事情也是會議的議題。然而，你的意識所關注的卻是腦海中的非現實。就像這樣，一旦「當下這個瞬間的現實」與「注意的對象」脫離的話，就會呈現「心不在焉」的情形。

“

這樣的情況大家應該很有共鳴吧。譬如，搭電車時一直想事情，一不小心可能就會坐過頭；下班回家還一直想著工作時遇到的問題，可能連親近的家人換了髮型也毫無察覺。

心不在焉，是整顆心都放在過去或是未來。或許也可以形容成，大腦穿越時空了。現代以資訊為名的刺激實在太多，必須思考的事情總是不只一件，是個很容易令人「心不在焉」的時代。

「心不在焉」並非壞事

> 話雖如此，也不是叫大家完全不要像這樣想東想西。為什麼會衍生出心不在焉的狀態，追根究柢的原因，就是因為人類具有「思考」的能力。思考與想像是人類相當美妙的能力，藉此我們才能創造出其他動物無法為之的各種新發明。

的確如此，我也十分認同新發明乃源自「心不在焉」這一點。諸如沖澡或是上廁所期間，有時注意力突然中斷的時候，反而會靈機一動地想到各種新奇創意或是解決其他問題的相應對策。

但是在應該專注時，卻無法集中注意力，還是會讓人倍感困擾。因此，我們最需要的，其實是可以靠自己的意志去掌控關注對象的能力。能夠學習到這點，培養成這部分能力的——就是正念練習。

第一步先試著觸摸手掌

> 在正念的練習中，會將注意力投注在當下這個瞬間所發生的事情上。
>
> 請大家試著用右手觸摸左手手掌。請大家單純感受一下這樣的溫度、柔軟度。只要做這個動作就行了。
>
> 然而，即使只是這麼簡單的一個動作，大家會不會覺得「單純感覺這一切」卻好難呢？

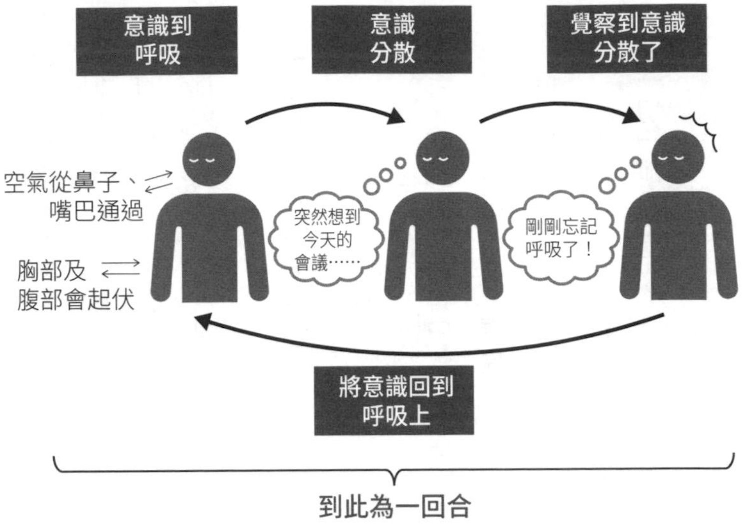
意識到呼吸
意識分散
覺察到意識分散了
空氣從鼻子、嘴巴通過
胸部及腹部會起伏
突然想到今天的會議……
剛剛忘記呼吸了！
將意識回到呼吸上
到此為一回合

我試著依照川野醫生的指示，將注意力放在手掌上。只不過，即便想要集中精神單純去感受手掌的觸感，卻還是一下子想「指甲長長了需要修剪」，或是納悶「為什麼皺紋會這麼多，好討厭喔」，甚至會想到八竿子打不著的待辦事項……意識總是會四處分散。

正念會使你恍然驚覺到像這樣意識渙散的情形，再將意識拉回到眼前的事情上，然後反覆這樣的過程。

“目前的練習是請大家將注意力放在手掌上，不過很多人第一步會從將注意力放在呼吸上的訓練做起。其實要將注意力集中在哪裡都無妨；重點在於，要覺察自己的意識現在朝向哪個地方。

像這樣持續進行控制注意力的訓練之後，縱使要做的事情堆積如山，依舊能夠將注意力專注於現在必須優先進行的作業上。所以即便是多工作業，也能使大腦不容易疲勞。

用正念與情緒好好相處

持續進行正念訓練，可以培養的不只有「專注於眼前事物的能力」，據說還會對內臟的狀態產生影響。

自律神經會受到情緒所左右，所以我先前曾經提過，容易心煩意亂的人，他們的大腦以及其他內臟的狀態也容易產生異常。學習正念之後，不但比較能夠控制情緒，連帶自律神經也比較不容易失調，對內臟造成的多餘負擔就會減少。

我們每天都會時而歡喜時而悲愁。人們無法停止這一切，當然也沒必要停止。但是，我們可以讓這些情緒取得平衡，和自己的情緒好好相處。

和自己的情緒和平共處，這句話又該如何解釋呢？

做到「覺察」與「接納」此二步驟

正念練習第一步必須執行的步驟，就是養成「覺察力」。坦白說，覺察力代表一切這句話一點也不誇張，它也稱作「覺知」（awareness）。

首先，將注意力放在某一個感覺上，並觀察這個過程。最容易理解的

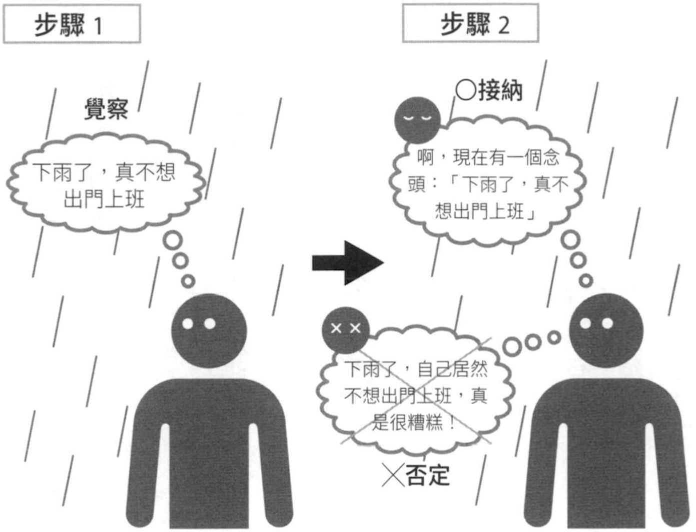

做法，就是呼吸。不過，不是呼吸也無妨，像是方才提到的手掌感觸也可以，甚至茶的香氣也行。

此時最重要的是，專注投入於單一事物上。聚精會神持續觀察之後，接下來就會覺察到細微的變化，譬如覺察到今天的呼吸是慢或快。

有所覺察之後，只要觀察這些現象就好，不需要去判斷呼吸慢是好是壞。這是要去接受的現實狀態，訓練自己對於所有的覺知都要如實地坦然接受。

如此一來，漸漸地就能客觀

且如實釐清所有的事物——這屬於第二階段，即「接納」的步驟，也稱作「接受」（acceptance）。這種狀態就是讓自己稍微退一步，觀察自己現在感受到的事情。

如川野醫生所言，正念要做到「覺察」與「接納」這兩個步驟。

為什麼「接納」這個步驟有其必要性呢？這是要避免被捲入個人主觀的情緒之中。

舉例來說，我們總會不自覺地聚焦在自己討厭的地方、辦不到的事情或是缺點上，有時便會陷入自我嫌棄或是自我否定的低潮中。事實上，在這種時候受個人情緒左右的話，將無法客觀地察看事實。

A先生跑一百公尺總共花了十二秒，但我卻要花十五秒。我的速度比A先生慢了三秒這是事實，但此時若心裡想著：「由此可見，我比A先生差勁、是個弱者。」這就屬於情緒化的判斷了。

人一旦出現強烈情緒——尤其是負面情緒——通常就會整個人陷入這樣的情緒裡，變得無法客觀審視一切。由此將衍生出不必要的壓力及問題，還會導致注意力渙散。

“而正念就是在練習將事實與情緒分離開來，如實接納一切。”

我們通常會覺得自己最了解自己，其實想要如實審視自己並不容易。我們總會和別人或是理想中的自己作比較，加以判斷是好是壞。但是，客觀審視自己的能力、如實接受（接納）自己的能力，對於呵護冗忙的大腦是不可或缺的一環。

無法識別自身情緒的「述情障礙」

現代外來的資訊實在太多，所以注意力資源幾乎都在關注外部資訊時用盡了，毫無餘力面對自己的內在。沒有觀察內在的習慣，漸漸地「覺察力＝覺知」就會變差，變得無法妥善地用語言表達自己的情緒。

例如：負面情緒，還可以分成不悅感、憤怒、焦慮、羞恥等各式各樣的情緒。能夠清楚覺察自己情緒的人，才能夠冷靜說明：「我對於這類的事情都會很生氣。」

反之，不擅長將注意力放在個人情緒或感覺上的人，則難以分辨這是屬於憤怒、羞恥或是悲傷，只知道是無法捉摸的不悅感。

所謂單純的不悅感，就是不明所以的厭惡感覺，長期累積這種不悅感的代價，就是會引發原因不明的心悸或是腹痛這類的身體反應。另外，也有可能會在情緒失控下大聲吵鬧，或對引發問題的人出聲斥責，甚至在網路上無端攻擊某人，將攻擊的對象當作自己對於外在世界的情緒反應。這些反應通常在無意識下啟動，所以無論當事者或周遭的人，只會將其視為情緒的偶發事件。

”

但情緒也會藉由自律神經影響到身體。也就是說，不明原因的身體不適以及突發性行為，都是源自於無意識的情緒累積而來，而且這種說法可信度相當之高。

> 這樣的狀態，在學理上稱作述情障礙＝情感失語症（Alexithymia）。所謂的述情障礙者，不但無法自己覺察到情緒，而且還具有不善於用言語表達情緒的傾向，所以連自己也控制不了。這類型的人急劇增加，在心理學方面也開始提出了這個問題。
>
> 透過正念進行覺知的訓練，無論是對自己或周遭的人，都是非常必須且重要的一件事。

我時常教大家進行「飲食冥想」（藉由飲食培養正念的感覺），上課時一定會禁止大家說「很好吃」這句話。因為一旦只用「很好吃」來概括所有感想，自己正在用怎樣的感覺感受哪樣的滋味，將會變得模糊不清。而實際嘗試之下，我很驚訝很少人能用「很好吃」以外的方式來表現。

語言並沒有正確答案，自己如何感受也沒有正確答案。可是，正確掌握「自己現在是這樣體會、這般想法」的感覺，並且將它化為語言，對於生活在現代的我們來說恐怕是難如登天。

語彙能力消失的例子之一，還包含日本在某個時期曾經造成話題的「不得了」一詞。不管是好的意思或是不好的意思，都可以用「不得了」輕易表現出來，雖然很方便，但我認為已經完全脫離了正確掌握自己感覺的過程。

大腦疲勞對策 ❸

覺知訓練

說明到這裡，我們已經明白大腦會疲勞的原因，以及因大腦疲勞導致全身疲憊的理由。過多的人口及資訊讓人心累，多工作業加速大腦疲勞、害自律神經失調……隨著社會變得愈來愈便利，似乎也為我們帶來了意想不到的弊病。

即便如此，川野醫生也告訴我們十分振奮人心的一句話：「一個人的意識百分之百可藉由訓練來改變。」

為了打造出禁得起資訊及作業如狂潮般侵襲而來的大腦，這次要介紹人人都可以輕鬆做到的正念訓練。

請大家試著利用像是呼吸、步行如此簡單的動作，訓練自己的「正念」（覺察個人意識狀態的能力）吧！

呼吸覺知

首先，請試著運用呼吸，進行正念的訓練。不需要特別準備什麼，只要以自己的身體，加上可以集中精神十分鐘左右的場所和時間就能挑戰。

①用輕鬆的姿勢坐著

在椅子上或是地板上盤腿坐好，調整好姿勢，讓自己能在這種狀態下坐上十分鐘左右，而且關節以及肌肉不會疼痛或是感到不舒服。

另外，就算一開始沒什麼問題，但是有時候一直維持相同姿勢會出現不太對勁的感覺。此時可以中途重新調整坐姿，改成輕鬆的姿勢即可。

②可用嘴巴或鼻子呼吸，確定輕鬆地呼吸

將注意力放在呼吸上。可以透過鼻子也可以透過嘴巴呼吸空氣，用鼻子呼吸不會感到不適的人，建議用鼻子呼吸會更容易集中精神。

現在並不是在進行呼吸法的相關專業訓練，所以不必勉強自己要努力地「呼吸」！

應將呼吸定位成一個媒介，用來覺察自己的注意力是否渙散了。

③確認呼吸的流動

確認從鼻子或嘴巴進行呼吸的情形，同時好好感覺一下用吸入的空氣使腹部或胸部膨脹、吐氣使腹部或胸部凹陷的變化。此時同樣不必勉強「吸氣、吐氣」，只須靜靜地守護正在呼吸的感覺，將注意力放在呼吸上。

④覺察意識渙散後，要將注意力拉回到呼吸上

完成③的狀態後，只需要持續將注意力放在呼吸上即可。做法確實非常簡單。可是試過之後，應該會發現持續將注意力放在呼吸上，其實是件相當困難的事。這就是川野醫生曾經提到，「客觀地觀察個人身心的能力會變差」所代表的意思。

不過，關鍵就在於覺察到意識渙散這件事。假使注意力分散了，只要能夠覺察（覺知）到這一點，就算成功了！

縱使剛開始意識一下子就會分散，但在重複練習的過程中，慢慢地就能長時間集中注意力了。希望大家能以一天十分鐘、持續三週時間為目標開始練習，畢竟養成習慣據說要堅持至少三週的時間。

另外，只要將注意力放在呼吸上，很常會不知道時間經過了多久，所以進入③的步驟之後，最好要在這個時間點設定十分鐘的計時器。

步行覺知

接下來，還要教大家利用步行做正念訓練。比方在通勤時可以一面移動一面進行，也十分推薦給不喜歡長時間坐著的人參考。

①將注意力放在腳上同時慢慢將單腳抬高

慢慢地感覺腳跟離開地面的動作，同時在心中默唸：「腳跟抬高」。緊接著，腳尖也要離開地面，感覺腳趾從全身最下方獲得解放，再一面默唸：「腳尖抬高」。

②慢慢地往前踏出一步

腳抬離地面後，慢慢地往前踏出去，同時在心中默念：「移動」。

③將注意力放在著地的感覺

讓腳在合理的範圍內著地，一面感覺地面的觸感回到了腳底，一面默唸：「著地」。接著另一隻腳也要重複這些動作。

〔第一、二章〕參看：川野泰周著《大腦變清晰的正念工作術》CrossMedia Publishing，二〇一七年。

放慢速度步行的同時，將注意力放在雙腳一步接著一步的感覺上，逐一仔細感受這些變化。光是這樣做，就能訓練到覺察力。

而且，像這樣要進行某件事的時候，將注意力放在每一個動作上的方法，除了步行之外，也能運用在飲食、運動以及家事等各種場合上。大家要不要試著做做看，養成每天的習慣呢？在日常飲食的狀態下擁有嶄新的味覺、在平時運動的情況下身體出現前所未見的感覺、在平日洗碗的時候體會到不同以往的冰涼感，說不定你將會有許許多多的新發現。

第 3 章

腸胃與疲勞

壓力會完全反應出來的內臟

腸胃疲勞檢測表

症狀檢測

(　) 胃出現不適症狀（胃消化不良、胃痛、胸口灼熱、打嗝等等）。

(　) 一下子就吃飽了，還會噁心想吐。

(　) 腹部出現不適症狀（腹痛、腹瀉、便祕、腹脹等等）。

(　) 排便時，少見「香蕉狀糞便順暢排出」的情形。

(　) 上述症狀，經常在上午或重要工作前發生。

行為檢測

(　) 每餐習慣吃到八分飽以上。

(　) 用餐時間以及內容通常很不規律。

(　) 時常攝取酒精、咖啡因、碳酸飲料、辛辣食物、高脂食物。

(　) 常服用感冒藥或止痛藥等藥物。

(　) 總是感覺壓力很大。

符合描述的項目愈多，
有可能你的腸胃已經累了。

「發表簡報當天，突然腹痛襲來，連忙衝向洗手間。」

「每當工作遇到突發狀況，腹部一帶就會開始刺痛。」

「不知道是不是生活不規律的關係，總是經常便祕……」

相信每個人都曾經有過以上的經驗。腸胃可說是會完整反應出身心壓力的臟器。市面上存在許許多多呵護腸胃健康的成藥、營養食品以及保健飲品，由此可見，腸胃症狀一直是困擾著現代人的健康問題。

腸胃就是這麼麻煩的臟器。

我們究竟該如何照顧腸胃的健康呢？

腸胃的職責

「消化道士兵」會合力消化吸收

首先，就從基本知識來了解一下腸胃到底是怎樣的臟器。

有一個大前提——胃與腸是組成「消化道」的臟器。

請大家將自己的身體想像成「竹輪」，這樣就會很容易理解了。我們會將嘴巴攝取進來的食物，經由胃、小腸及大腸，最後再從肛門排泄出去。這些臟器像一條管子連在一起通過身體內部，而這條管子便稱作消化道。

消化道由下述臟器組成，包含：食道、胃、小腸（十二指腸、空腸、迴腸）、大腸（盲腸、結腸、直腸）。

消化吸收需要各種臟器協力完成，可以想像這個作業會對我們的身體造成極大負擔。好幾個臟器連鎖反應並拚命工作之下，才能每天反覆進行「食物的消化、吸

消化道就如同一條管子
通過身體內部

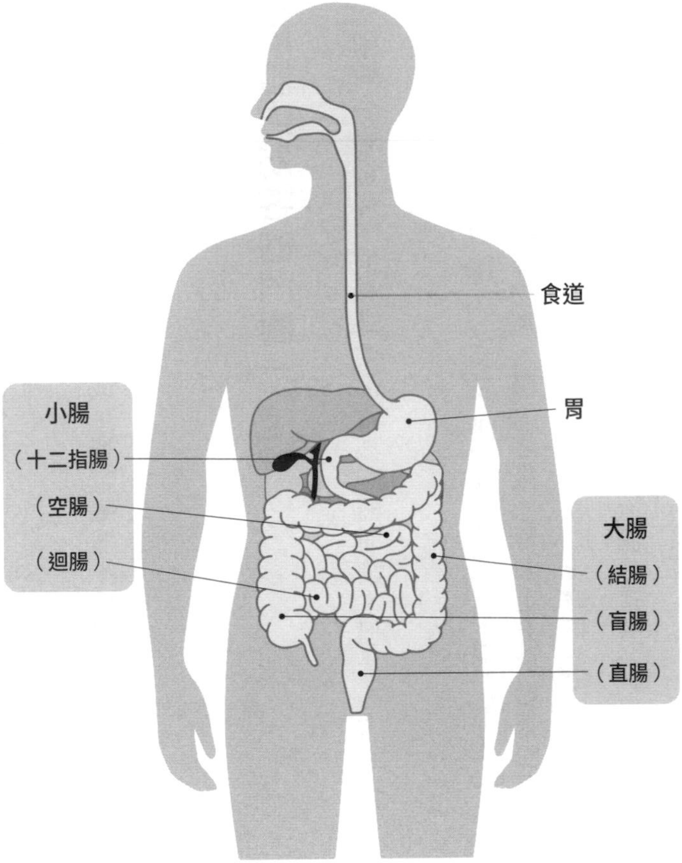

收，並形成難能可貴的糞便排出體外」這樣的流程。也就是說，消化道會通力合作，進行消化吸收，如同英雄戰隊一般。

可是，一旦吃進不利消化的食物，或是特定臟器不健康，他們便無法好好發揮力量，並且會出現各式各樣的腹部症狀。

胃是「查驗體內訪客的門衛」

消化道當中的「腸胃」，很多時候都會被一概而論。但是，大家曉得「胃部」與「腸道」的功能完全不同嗎？

胃主要負責「溶解」——儲存食物，形成粥狀，再一點一點移送至腸道的工作。首先，從口腔通過食道的食物進入體內之後，胃部上方會鬆弛膨脹，短時間內空間會擴大，以接納食物。接下來，藉由胃部肌肉的伸縮將食物揉搓摩擦，並與消化液（胃液）混合在一起。這些胃液內含強酸的液體（胃酸），會將食物溶解形成容易吸收的狀態，同時還能進行殺菌以免身體受到危害。

也就是說，胃能發揮應付體內訪客的「門衛」（Gatekeeper）作用。但終究是名門衛，所以除了酒精以外的食物皆無法吸收，只能將溶解成黏稠狀的消化物，經由「蠕動」[1]逐步運送至腸道。

小腸負責「消化、吸收」，大腸掌管「排泄」

在腸道的部分，主要負責「消化、吸收」與「排泄」。將透過胃部而來的消化物進行消化吸收之後，同時還會善盡職責，將無法吸收的東西排出體外。

腸道可分成「小腸」與「大腸」兩大區塊。小腸[2]會吸收大部分的營養素，無法吸收的殘渣等物質再藉由蠕動運送至大腸[3]，形成糞便。這些糞便透過蠕動移送至肛門，最後排出體外。

1 蠕動：肌肉類似波浪拍打的動作。所謂的「蠕」，意指類似昆蟲爬行的動作。
2 小腸：全長約達六公尺，堪稱體內最長的臟器。
3 大腸：全長約一點五公尺。順帶一提，位於迴腸末端下方，大腸起始的部分稱作盲腸，從盲腸下方突出來的細長部分稱作闌尾。因急性腹痛而眾所皆知的「盲腸炎」，正確來說指的是急性闌尾炎。

在腸道中也住著許多的細菌。這些「腸道細菌」會以人類吃下的食物及分泌物為養分進行繁殖，不僅有助於消化吸收，通常還會產生對人體有益的成分。

此外，關於腸道必須特別提到的一點就是，腸道與大腦間有雙向溝通的聯繫管道，即為腸—腦軸線（gut-brain axis），也就是俗謂「腸腦相依」的意義，大腦與腸道具有非常緊密的關係。因此，腸道環境會影響到心理，而心理也會對腸道運作及知覺造成影響。針對這方面的特徵，容後再行詳細解說。

食慾不振、胃痛、胃消化不良、噁心、腹痛、腹瀉、便祕……腸胃是會將相當多不一樣的感覺傳達給我們的臟器。這和第五、六章將會提及，有「沉默的臟器」之稱的肝臟呈現強烈對比。從這個角度看來，也許將腸胃稱之為「多話的臟器」也不為過。

面對腸胃這樣的SOS，我們該如何因應呢？接著有請東北大學的金澤素醫生、東京慈惠會醫科大學的中田浩二醫生來為我們解說。

腸胃的職責

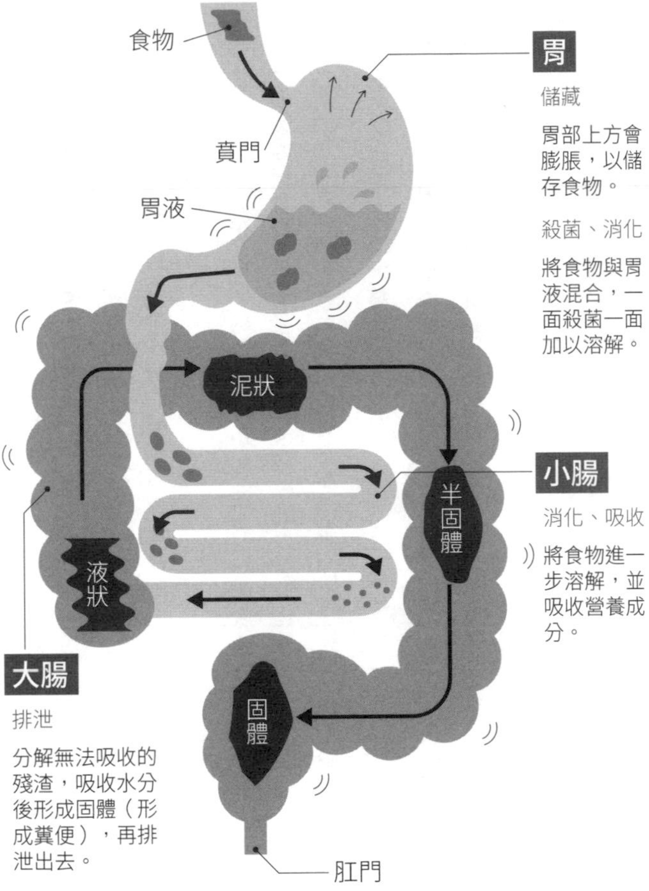
食物
賁門
胃液
胃
儲藏
胃部上方會膨脹，以儲存食物。
殺菌、消化
將食物與胃液混合，一面殺菌一面加以溶解。
泥狀
半固體
小腸
消化、吸收
將食物進一步溶解，並吸收營養成分。
液狀
大腸
排泄
分解無法吸收的殘渣，吸收水分後形成固體（形成糞便），再排泄出去。
固體
肛門

金澤素（Kanazawa・Motoyori）醫生

東北大學研究所醫學系研究科行為醫學領域副教授。

醫學博士、綜合內科專科醫師、身心醫學科專科醫師、日本身心醫學科學會指導醫師、美國消化道疾病學會會士。

另外還身兼日本消化道疾病醫學會功能性消化道疾病診療指南「大腸激躁症（IBS）」編製委員會委員，並在美國北卡羅來納大學擔任兼任講師。

主要研究領域為功能性消化道疾病，尤其是釐清壓力所造成的「腸—腦軸」相關疾病。

中田浩二（Nakada・Kozi）醫生

東京慈惠會醫科大學臨床檢查醫學講座教授、慈惠醫大第三醫院中央檢查部診療部長。

日本消化道外科學會消化道外科專科醫師、消化道外科指導醫師。

出生於東京都。一九八四年畢業於東京慈惠會醫科大學。擔任日本消化道疾病學會功能性消化道疾病診療指南「功能性消化不良（FD）」編製委員一職。學生時代身為空手道社團主將（三段），更曾參與國際賽事。從事內科疾病、外科手術與消化道功能障礙相關研究與臨床工作。持續透過「胃癌術後評估探討」工作小組／胃外科、術後障礙研究會，投入有關克服胃切除後障礙的全國性活動。

腸胃與疲勞感的關係

腸胃與疲勞感有何關係？

腸胃擔負著消化吸收的職責，堪稱生存不可或缺的角色。當腸胃沒有適切運作，無法吸收必需的營養，甚至不能排泄老廢物質的話，身體將無法正常運作。

針對全身的疲勞感與腸胃之間的關係，有請金澤醫生為我們解答：

❝

容易感到疲勞，並不會侷限在某些狀態或疾病上才會特別看得出來。醫生在診察時，除了會觀察這些症狀具備的特徵，也會去了解同時有哪些其他症狀伴隨著產生。

有關腸胃引起的疲勞，我會建議各位特別需要留意幾個指標，當臉色不佳或慘白、體重持續減少、身體某處持續疼痛等，諸如這些症狀出現時，則有罹患某些惡性疾病的風險，應立即至醫療院所求診檢查。

暫時性精神上或身體上的壓力、睡眠不足、營養不良、感冒等急性感染症，也會引發容易疲勞的感覺。如果是因為這些緣故，有時藉由休養、消除壓力以及改善營養就會恢復。假使已經試過諸多改善方式，卻仍長時間無法消除疲勞的話，建議大家不要輕忽，最好還是去醫院求診確認。

（金澤醫生）

這麼說來，容易感到疲勞，有時候並不是某種單一疾病特別引起，還必須留意「是否患有其他哪些症狀」？特別是伴隨腸胃症狀時，我們更應該謹慎對待。

目前已知，腸胃有「功能異常」時，除了腸胃會有慢性的不適症狀之外，不安感、憂鬱情緒、頭痛以及容易疲勞的感覺常會隨之而來。

另一方面，容易感到疲勞且伴隨著慢性的食慾不振、睡不好、無法集中精神、提不起勁等等症狀時，有時是因為憂鬱症等心理健康疾病所導致。這時候，經常也會一併伴隨著腸胃症狀以及便祕等排便異常的狀況。

（金澤醫生）

綜上所述，隨著腸胃「功能異常」，有時會引發容易疲勞的感覺、心理問題。而另一方面，隨著心理問題，有時又會產生容易疲勞的感覺、腸胃不舒服。身體出狀況連帶心理也會發生問題，心理出狀況同時身體也會出問題，所以說，身體和心理是緊密相關、彼此影響的。

其中，腸胃更是日常生活中最容易自覺到不舒服的部位，會大大影響到我們的生活品質（Quality of Life，簡稱ＱＯＬ）。維持腸胃的健康，終究是調整身體狀態的重要課題。

腸胃疲勞的原因

家庭常備藥也可能引起不適！

這樣說來，在現代生活中，胃消化不良以及便祕等腸胃經常出現的不適症狀，主要都是哪些原因引起的呢？

包含飲食過量等不規律的生活習慣，還有眾所皆知的壓力[4]。一般認為，若因為不規律的飲食以及精神上、身體上的壓力等因素影響，造成自律神經或是荷爾蒙失衡，將引發睡眠障礙、糖解作用[5]發生變化、消化相關腸胃運作發生變化等情形。

此外，一部分的藥物有時也會引發腸胃障礙或是消化道蠕動異常。例如止痛藥的「非類固醇消炎藥」（NSAIDs）[6]、使血液清澈的「抗凝血

藥」、抑制身體各部位發炎的「皮質類固醇」等等。還有止咳藥以及感冒藥也會容易導致便祕。（金澤醫生）

大家都知道，飲食過量會造成腸胃負擔。但是，敵人並不僅止於此——壓力也對腸胃功能有很大的影響。

藥物的使用也須特別留意。譬如像感冒藥或止痛藥等，現代人經常使用於消除身體不適的家庭常備藥物，也可能會招致其他不適症狀，大家不可不慎。醫療院所在開立特定的處方用藥時，有時會搭配腸胃藥併用，因此若本身是腸胃較弱的人，服用藥物時最好先向醫師或藥劑師諮詢。

4 註：已排除器質性異常的情形。
5 糖解作用：經由飲食攝取的醣類分解後，會被用來當作能量來源，並且儲存起來以備不時之需的機制。
6 NSAIDs：廣泛用於止痛等症狀的藥物。另外還會使血液不易凝固，也常用來預防腦梗塞或心肌梗塞。

腸道是能獨立判斷的特殊存在

說到這裡，現在有一個問題想請教大家——

雖說壓力也名列為腸胃不舒服的諸多原因之一，但是正如「腸道是第二大腦」、「腸腦相依」這些廣為人知的說法，腸道與大腦的關係，經常會被人提出來討論。事實上，我們都曾切身體會過「遇到緊張的場合就會拉肚子」諸如此類腹部周圍容易受心理影響的經驗。

如在大腦章節的說明，大腦除了腸道之外，也和身體許多臟器有所連接。所以，為何要單獨強調腸道與大腦的關聯性呢？

> 我們會形容「腸道是第二大腦」，就是因為腸道存在所謂「腸神經系統」這套獨特的神經網絡，即便沒有大腦的指令，在攝取食物之後，它還是會自律地發揮功能進行消化。像這樣的神經網絡，在其他的臟器是找不到的。（金澤醫生）

沒想到，腸道具有自行獨立下判斷的功能！

如同第一章「大腦是校長兼撞鐘」的例子所言，我們的身體全由大腦在管理。如果沒有來自大腦經由神經傳遞而來的指令，我們不但連一隻臂膀也動不了，甚至肺臟和眼球也無法活動。

但是，關於腸道，又是另當別論了。實際上，在消化器官（食道、胃、小腸、大腸）中，除了接受來自大腦指令的自律神經之外，還遍布著名為「腸神經」這種龐大的網狀神經系統。這些腸神經就算沒有來自大腦的指令，仍然可以自律地活動，屬於十分特別的神經。

以人類為例，腸神經由高達數億個的細胞所組成，堪稱最為複雜的末梢神經，這也是腸道之所以被喻為「第二大腦」的理由。

幸福的關鍵在腸道

所謂的「腸腦相依」，其來由如下所述。

“大腦與腸道彼此相互關聯並持續交換訊息，這便是「腸腦相依」。大腦藉由自律神經以及激素等調整腸道的消化功能，以便能隨時因應身體遇到的危險，也就是壓力的來襲。另一方面，目前已知當腸道環境發生變化時，會傳達至大腦，使情緒以及大腦運作產生變化。自律神經與激素，一直和這種大腦與腸道的訊息交換有著密切關係。

除此之外，最近的研究更發現到，腸道細菌及其代謝產物也會對這種訊息交換的功能發揮極大的作用。（金澤醫生）”

腸道不只是單純接受來自大腦的指令，也能主動發出訊息傳送至大腦。關於從大腦傳遞訊息至各臟器，已經有不少的研究成果。相反地，從各臟器傳遞訊息至大腦的研究，過去卻鮮少受到矚目。不過近年來，陸續發現了藉由各式各樣的神經及激素，形成了雙向的網絡。在這當中，可以確知會在臟器裡生成各種信號並傳達給大腦，且對這些訊息處理具有影響力的就是——腸道。

大腦與腸道會彼此交換訊息

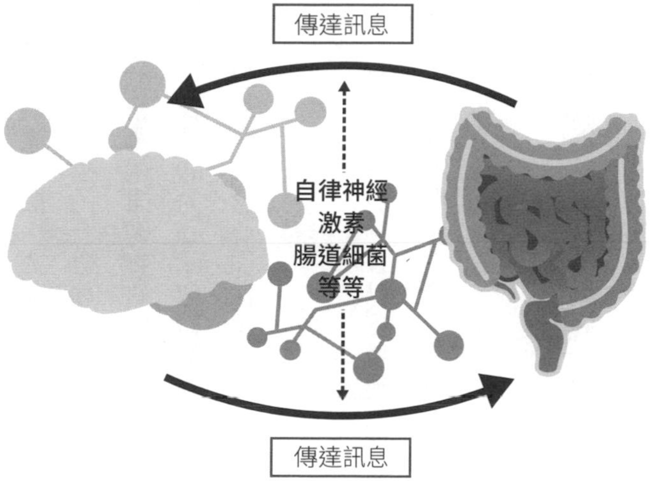

腸道細菌與神經之間的關聯性，也被認為是雙向的交流。許多研究顯示，心理壓力會促使對人體有害的細菌增加、有益的細菌減少，而且腸道細菌還可能對大腦的神經以及傳達物質的濃度造成影響。

另外，腸道細菌會產生各式各樣的成分，最具代表性的就是血清素（Serotonin）。血清素這種物質，是會讓我們感覺到幸福感以及放鬆感的來源，俗稱「幸福荷爾蒙」。腸道細菌會以必需胺基酸（Essential amino acids）為養分，生成血清素的原料，當血清素的原料被送到大腦之後，即會形成血清素。血清素正常運作的話，人會感到幸福，保有積極樂觀的態度；反之，缺乏血清素的話，人便容易感到焦躁、不安。

感覺是否幸福，一般都會認為這是屬於情緒方面的問題，所以是由大腦掌控。然而，**感覺幸福的來源物質，卻有九〇％是由腸道所製造。**也就是說，當腸道無法正常運作，我們的內心就會紛亂不安，很難感到幸福。

原來想讓大腦及心理保持健康有活力，腸道可謂具有舉足輕重的影響力。

腸胃不舒服，會以各種形式顯露出來。針對常見的腸胃問題，以下我將請教中田醫生的專業見解並統整後一一為各位解惑。

刺痛、絞痛……胃的疼痛

首先，來看看胃容易出現什麼症狀。提到胃的問題，第一個會讓人聯想到的應該就是「胃痛」了吧？如「壓力會使胃穿孔」這句話形容的一樣，只要發生惹人厭的事情，上腹部就會出現刺痛、絞痛、陣痛……相信大家都曾有過這種經驗吧？

胃偶爾會攻擊自己

引發胃痛的原因，說到底就是「胃酸」。

如同前述，胃擔負了「門衛」的角色，將食物用胃酸殺菌的同時也將食物溶解。這些胃酸的威力十分強大，因此通常會分泌出「胃黏液」來保護胃，使胃的內側黏膜免於受到胃酸傷害。

然而，因為某些原因，使得胃酸與胃黏液失去平衡時，過多的胃酸就會刺激胃黏膜，而這就是胃痛的主要原因。再者，因為胃酸的威力非常強大，所以有時反而會傷到自己。

胃黏膜受損糜爛的狀態，我們稱作「胃糜爛」；深度侵蝕的狀態，則稱作「胃潰瘍」；當胃潰瘍惡化並深入到黏膜底下，久而久之貫穿胃部，就是所謂「胃穿孔」的狀態。

前段寫道「因為某些理由」，胃酸與胃黏液會失去平衡，實際上也不是什麼特別的原因，都是因為暴飲暴食、酒精、咖啡因、辛辣食物或是碳酸飲料等刺激性物質攝取過多，還有抽菸等日常的刺激才會引發。

此外，過度的壓力也是原因之一。因為掌管胃酸及胃黏液分泌的，正是自律神經。還好，如果是急性的輕度胃炎，只需要好好休養幾天並攝取有益消化的飲食，多數都會自然痊癒。

胃穿孔是因為「細菌」與「藥物」的關係？

慢性胃炎、胃潰瘍最常見的原因，其實是細菌感染。這種細菌稱作「幽門螺旋桿菌」（Helicobacter pylori）。詳細的感染原因目前仍不清楚，不過據說衛生環境等都會有所影響。多數感染都發生在幼年時期，因為毫無症狀而一直與細菌共存並長大成人的例子也不在少數。

一旦感染了幽門螺旋桿菌，胃的防禦力就會減弱，此時若再加上暴飲暴食或是壓力，引發胃潰瘍的可能性就會升高。尤其是（黏膜）萎縮性胃炎或是胃潰瘍反覆復發的情況，大多都是感染了幽門螺旋桿菌。透過檢查即可得知是否感染，若確定感染幽門螺旋桿菌，經由投藥治療更可將其滅除，所以建議大家上醫院求診。

近年來，僅次於幽門螺旋桿菌造成的胃潰瘍常見原因，竟然是服用「非類固醇消炎藥」（NSAIDs）這類的止痛藥。這種藥物也會傷害胃黏膜，導致胃的防禦力變弱，難以抵抗損害。經常服用的人，必須特別留意。胃不好的人、胃功能下降的中高年齡層等，尤其應向醫師及藥劑師詳細諮詢。

噁心、憋悶……胃消化不良

每次胃不舒服、胃疲勞的時候，許多人應該也會覺得「胃消化不良」。

飯後、兩餐之間或是早上起床後，出現的那種鬱悶不適感……有時甚至還會讓心情變得沉重。如果可以的話，真想要身心舒暢、神清氣爽地過日子，但是應該怎麼做才能消除這種感覺呢？

胃消化不良是胃超載了

胃消化不良，是由於胃無法即時溶解攝取進體內的食物，導致食物長時間滯留在胃部而引起。面對過多的訪客，門衛的工作量已經超出負荷了。

主要原因就是飲食過量。如果一次吃太多，胃當然無法以原本正常的功能相因應。同理，沒有好好咀嚼便狼吞虎嚥，經由咀嚼的消化作業減少了，相對需要藉由胃液溶解的時間就會增加，進而變成胃消化不良。

但即便沒有暴飲暴食的行為，為什麼胃還是常常消化不良？

首先，有可能是胃的溶解功能不比從前，變得遲鈍了。包含分泌胃酸在內，其他像是「食物進入體內之後，（胃）會膨脹」、「搓揉食物」等胃部功能，都是由自律神經在掌控。

第一章曾說明，精神上的壓力以及生活習慣等因素，會導致自律神經失調。因為這些緣故，當食物進入體內，胃卻沒有充分膨脹的話，馬上就會使人感到腹脹難耐。倘若因為消化液分泌不夠或是蠕動不足，食物無法順利運送到腸道而長時間滯留，將引發胃消化不良。再加上壓力，讓胃的感受器（Sensor）變得敏感，所以人才會覺得胃都不適的症狀十分強烈。

油膩食物使人消化不良並不是胃造成的？

尤其要小心的就是：油膩食物。大家應該都有過，吃完炸物以及肉類料理等油膩食物之後，胃變得很不舒服的經驗吧？即使是平時沒有消化不良問題的人，在吃了過多的油膩食物後，應該都會有這樣的感覺。

爲什麼油膩食物容易消化不良呢？原因就在於「脂肪的特性」。實際上，脂肪並無法被胃的消化液所消化。

被送進胃的脂肪，會直接移送到屬於小腸一部分的「十二指腸」。然後，由強力消化液「胰腋、膽汁」將脂肪加以消化後，再被小腸各部位吸收。胰液是由胰臟生成，膽汁則是在肝臟製成。

當脂肪進入十二指腸之後，促進消化吸收脂肪的激素就會釋放出來。這些激素同時具有抑制胃部運作的作用，為了避免不易消化的棘手脂肪一口氣流入腸道，所以在胃部先踩了煞車；也就是說，腸道會抑制胃，使胃停止運作。

上了年紀就不能再大口吃肉或宵夜？

不知道從什麼時候開始，沒辦法再像從前一樣吃下那麼多食物。聚餐喝酒或是晚上太晚吃東西，都會對隔天造成影響。吃了燒肉、拉麵、中式料理、牛排、炸豬排等油膩食物之後，胃一定會不舒服……但明明平時都沒事的呀！

如果這些症狀會對你造成困擾，坦白說也許是上了年紀的關係。大家都知道，隨著年齡增長，各種身體機能都會衰退，胃當然也不例外。

第一，胃的消化液——也就是胃液——的分泌量將隨著年齡增加而逐漸減少。而將胃液與食物混合，並送進腸道的蠕動次數，也都會因為年紀增長而衰退。

第二，胰臟及肝臟的功能，同樣會隨著年紀增加而慢慢衰退，所以用來消化吸收脂肪的胰液和膽汁，分泌量也會減少。「上了年紀就不能再大口吃油膩食物」的緣故正是如此。

不可諱言的，我們無法抵抗年齡增長，身體會有某程度的功能衰退也是在所難免。但是，我們還是可以在飲食方面下工夫加以因應。為了防止胃消化不良，特別要避免瞬間狼吞虎嚥吃下大量的油膩食物，應適量品嘗、充分咀嚼。相信這樣一來，就能一直快樂地享用愛吃的美食了。

起床後會胃消化不良的人，「睡前」有幾點要留意

早上起床後，莫名覺得胃部悶熱灼脹。忍著不舒服的感覺準備出門上班，擠上沙丁魚罐頭般的電車，好不容易來到公司。想當然爾，早餐根本沒心情吃……

像這樣剛起床就會特別感到胃消化不良，其中一個原因可能就是來自於出勤的壓力。工作和電車人滿為患的壓力，就是打亂自律神經的模式。假使「不用上班的休假日早上不會特別感到不舒服」，這樣的可能性更高。

起床後沒多久，自律神經原本就容易失衡，加上意識到「接下來得應付壓力」的情況下，腸胃的運作便容易失調。對此有個不錯的改善對策，就是：確保睡眠時間，同時將起床時間提早，讓自己做任何事都能游刃有餘並且從容不迫。

另一方面，有時問題是出在「睡前的飲食」。食物在送抵腸道之前，需要在胃裡停留三到六個小時被溶解消化，若沒有間隔充分的時間，餐後很快便就寢，很有

可能在早上起床的當下，胃的消化吸收作業根本還沒有結束。

此外，睡眠期間仍然讓腸胃處在辛苦工作的階段，也會造成自律神經的負擔。如此一來，睡眠品質將會低落，同樣會造成很大的問題；睡眠是消除疲勞最重要的關鍵，相關內容將於第八章詳述。一旦睡眠品質不佳，便無法讓全身獲得充分休息，早起也就變成件苦差事。

為了減少腸胃負擔，並提升睡眠品質，應節制太晚仍想進食的情形。若實在很想吃東西，請酌量吃些有益消化的食物並充分咀嚼。因為工作而拖到很晚才吃晚餐的人，不妨改以午餐為主要進食時段、晚餐吃些輕食，或是將晚餐分成二次用餐。先在早一點時間吃完第一次的晚餐，睡前的第二次用餐就能少吃一些。

灼熱、悶痛……火燒心、胃酸逆流

上腹部一帶像火在燒一般，不但灼熱、悶痛，這種疼痛甚至還會深入蔓延；或是感覺有酸酸的東西湧上來，一直打嗝；胸部以及喉嚨附近不太舒服，咳個不停且聲音沙啞……這些都是胃酸逆流引起的症狀。過去明明不曾有過這些情形，最近卻開始出現這類症狀！相信很多人都有這種經驗。

「胃的蓋子」關不緊胃內食物就會逆流！

胸口灼熱，是因為胃酸逆流到食道，刺激黏膜才會引起的症狀。

在食道和胃的交接處，存在著被稱為「下食道括約肌」的肌肉——賁門。除了食物被送進胃之外，其他時間賁門都是呈現緊閉的狀態。為避免胃液或進入胃裡的食物逆流，一般時候這個宛若胃的蓋子都會關閉蓋上。

然而，因為某些原因而使得胃的蓋子關不緊，當腹壓[7]一上升的時候，就會引發逆流。食道不像胃一樣，存在可以保護身體免受胃酸侵蝕的黏液，因此一下子就會受到損傷。嚴重的話，食道黏膜會潰瘍，演變成「逆流性食道炎」。

7 腹壓：「腹內壓」的簡稱。腹腔是用來收納腹部內臟的空間，上方覆蓋著橫隔膜這種肌肉，下方覆蓋著骨盆底肌，後方覆蓋著多裂肌，從側面到前方覆蓋著腹橫肌。當這些肌肉同時收縮時，腹腔內的壓力就會升高。適當的腹壓，有助於維持姿勢及排泄。

在逆流時，與食物一同被吞下肚的空氣受到擠壓，則會引發打嗝。當胃酸刺激喉嚨、支氣管及口腔內部，有時便會引發咳嗽、聲音沙啞、口內炎等等的症狀。

胃的蓋子會鬆弛，首要原因就是上了年紀的緣故。因為蓋子的部分也是由肌肉組成，因此功能難免會衰退。

可是，也不能因為年輕就等閒視之！過量飲食以及咖啡因、酒精、碳酸飲料等刺激物，還有抽菸、巧克力、脂肪含量多的食物等，都會使胃酸增加、蓋子鬆弛，甚至導致腹壓上升，因此很容易產生逆流。

駝背的人、肥胖的人要多加留意

事實上，姿勢以及體型，都和胃酸逆流息息相關。大吃特吃之後，只要一往前傾，腹部是不是就會覺得很難受呢？在前傾姿勢下會造成腹壓，壓迫到胃，胃裡的胃酸受到擠壓便會變成逆流。肥胖的人也是一樣，當內臟脂肪長時間囤積在腹部，腹壓就會升高。還有像是穿搭衣服用腰帶等束緊身體，以及餐後馬上做運動等等，都會造成物理性的壓力，這部分要特別留意。

姿勢不佳的人、腰部彎曲的高齡者、孕婦、身材較胖的人，都要記住一個重點，就是骨骼及姿勢請盡可能端正及減少內臟脂肪的積累。

大家應該可以想像姿勢會造成的影響，若餐後馬上躺下，很可能會導致胃酸逆流。同理，睡前吃東西，應該盡量間隔一段時間後再上床睡覺。睡覺時最好仰躺，而且除了只將頭部抬高外，最好多墊個枕頭或抱枕將整個上半身抬高，讓胸部位置維持在高於腹部的狀態；若是習慣側躺睡覺，依照胃的形狀，右側朝下容易引發逆流，所以最好是左側朝下。

每個人胃的形狀都不相同，建議大家實際躺下，微調到感覺舒服的角度即可。

腹瀉、便祕

接著，我們針對腸道繼續探討。

一般討論最熱烈的問題，就是腹瀉和便祕。在電視上也常看到止瀉藥或是便祕藥的廣告，可見它們都是大家常常遇到的困擾。

腹瀉與便祕的原因都一樣？

看似兩極的腹瀉與便祕，事實上都是因為「腸道運作異常」所造成。大致說來，糞便中水分含量過多時就會腹瀉，過少即會便祕。

如同先前說明過，經由胃消化溶解成黏稠狀、內含大量水分的消化物，首先會送至小腸。小腸在吸收大部分的營養素同時，也會一起吸收水分，剩餘的殘渣再透過蠕動移送至大腸。在大腸形成的糞便，最後會藉由蠕動從肛門排泄出去。

只不過，當腸道蠕動變得過度活躍，消化物以超乎尋常的速度通過腸道，就會在水分無法完全被吸收的狀態下形成糞便，過早被排泄出去。於是，這些糞便就會變成稀軟的軟便或水瀉。

反之，當蠕動變得遲鈍，通過腸道的時間比平常更久，就會造成暫時沒有排便，或是水分過度被吸收後形成硬便。

腸道的水分調節功能出問題、無法充分發揮作用時，也會發生這類的症狀。

我們可推測出幾點原因：如果是腹瀉的話，應該是因為飲食過量、攝取過多的酒精以及咖啡因等刺激物、吃了保存狀態不佳的食品或生食等造成食物中毒，又或者是吃了脂肪含量及糖分含量高的食物導致消化不良等等。

如果是便祕的話，也許是飲食不均衡造成糞便體積的成分不足、水分不足、缺乏運動、過度隱忍便意等原因所造成。

此外，壓力或是極度的緊張狀態也影響甚巨。腸道受到自律神經支配，藉由腸神經與大腦有密切的關係，因此是很容易受到心理影響的臟器。

就算有排便還是便祕？

大家應該都有過暫時性腹瀉的經驗。然而，像是「好幾天沒排便，而且腹脹疼痛……」這類的症狀，有些人卻難以想像，自認和便祕八竿子打不著。

不過這次要來一窺衝擊性的事實，就是——只是「沒排便」並不算便祕。

你認為多久沒排便才算是便祕？大家認為「排便要在早上，至少一天一次」這樣最好……但確實如此嗎？我們來請教金澤醫生。

在醫學上並沒有一天一定要排便一次，否則就是便祕這種說法。只要不會有不舒服的感覺或是發生其他的疾病等，就算一天沒有排便，也不需要特別去治療。假使三天排便一次，只要身體沒有異狀，就不需要特別治療；況且三天才排便一次的人，也並不一定就會罹患嚴重疾病。（金澤醫生）

原來，「每天一定要排便」是一種迷信啊！

只是，如果是硬便的話，排便時一定會用力。所以，在循環系統或是腦血管方面有疾病顧慮的人，為避免在用力時血壓上升，有時會接受讓糞便軟化的治療。但這並不是要你「每天排便」的意思，只是要你避免用力過度，才能防止其他的病症。所以，如果沒有這方面的情形，即便沒有每天排便，也完全不成問題。

反而是就算每天都排便，可是會感到肚子不舒服、一直腹脹、出現疼痛等不適感、甚至糞便的軟硬度與狀態有異常，有時候就會被診斷為便祕。若造成生活上的不便，我建議還是要接受治療才好。（金澤醫生）”

排便不單是「每天有東西出來就行了」這麼簡單。除了頻率之外，重點還包括確認糞便的軟硬度、狀態以及顏色等等。

檢查腸道的狀態——你的排便屬於哪一種？

「對糞便沒什麼興趣……」也許有些人會這樣想。但是如前文所說，腸道也和大腦有關聯，甚至會對我們的荷爾蒙平衡、睡眠以及精神造成影響，是非常重要的臟器。「以眼見為憑的方式確認」腸道這個內臟是否正常，就只能觀察糞便——應該也沒有比觀察糞便更方便的做法了。

現在就來從你的糞便，確認一下腸道的狀態如何。理想的糞便，是表面平滑的塊狀，也就是所謂「香蕉狀」糞便。

幾天沒排便：長期滯留型

推測是通過腸道內的時間較長。有時甚至會滯留在腸道內長達一百個小時，估計存在體內四到五天。這樣實在滯留太久了，確實可稱作便祕。

只排出小塊糞便：乾硬小球型

像兔子糞便一樣，又黑又小的圓形硬塊。極度缺乏水分、很硬的糞便。相對要花點時間才能排出，必須用力才行。糞便呈現的褐色，來自於消化液中「膽汁酸」的顏色；當糞便滯留在腸道內的時間愈久，水分被吸收愈多後膽汁酸的濃度升得愈高，就會形成黑色的糞便。

有些成團的感覺：凹凸硬塊型

乾硬小球型的集合體。雖然會呈現某種程度的塊狀，但是表面仍然有些凹凸不平。這種情形也是屬於水分不足的硬便。

只差一步就是完美的香蕉狀糞便：地瓜型

雖然稱不上是香蕉狀糞便，但某種程度上這形狀沒有問題。地瓜型的糞便表面有裂痕，乍看之下沒有問題，只是稍微偏硬，距離理想的香蕉狀糞便只差一步了，所以務必要以最佳的腸道環境為目標。

理想的糞便絕對是：香蕉型！

表面平滑，且呈現香蕉外型的糞便。在不會伴隨疼痛或不舒服的情形下順暢排出。

為什麼排出來的不是塊狀？：軟塊型

屬於香蕉型，但是更加柔軟。由於水分較多的緣故，無法形成完整塊狀，會軟趴趴片斷排出的糞便。這是因為滯留在腸道內的時間短，水分無法完全被吸收，因此膽汁酸的比例也較少，顏色也會變淡。

無論形狀還是感覺都不順暢：爛泥型

如同爛泥狀的糞便。還不到液體狀，但仍屬於水分偏多的稀便。

完全不成形：液體型

幾乎完全呈現液狀，水分明顯偏多的糞便。滯留在腸道內的時間短，水分沒有被吸收，同時也沒有充分接觸到膽汁酸，所以顏色也偏淡。

排便異常是身體在發出求救訊號？

除了以上描述的外型判斷，再來為大家介紹糞便會發出哪些「緊急的求救信號」。若自我檢視有符合下列三種類型的話，最好立即向醫療院所求診。

你的糞便是哪一種？

滯留在腸道內的時間長

・顏色深
・硬
・水分少

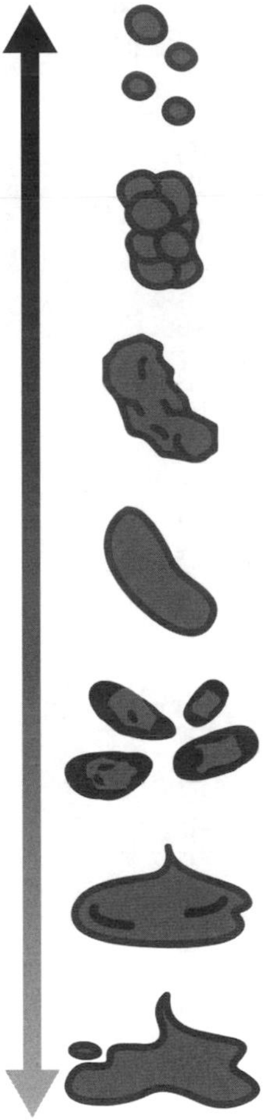

・**只排出小塊糞便**
乾硬小球型
像兔子糞便一樣的圓形硬塊。又硬又黑。

・**有些成團的感覺**
凹凸硬塊型
乾硬小球型的集合體。凹凸不平的塊狀。

・**只差一步就是完美的香蕉狀糞便！**
地瓜型
在某種程度上形狀並沒有問題，表面會有裂痕，稍微偏硬。

・**理想的糞便絕對是**
香蕉型！
表面平滑，呈現香蕉般的外型。順暢排出。

・**為什麼排出來的不是塊狀？**
軟塊型
柔軟，會軟趴趴片斷排出，顏色也很淡。

・**無論形狀還是感覺都不順暢**
爛泥型
還不到液狀型，卻是如同爛泥狀的糞便。

・**完全不成形**
液體型
幾乎呈現液狀，水水的糞便。

・顏色淡
・軟
・水分多

滯留在腸道內的時間短

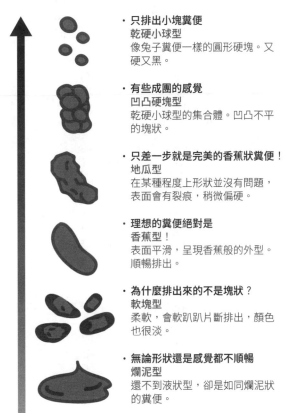

◉灰白色便

呈現灰色、白色的糞便。沒有顏色，就代表沒有接觸到膽汁酸。與十二指腸、胰臟、膽管相關的癌症會堵塞膽汁的出口，可能導致膽汁沒有流出。有時也可能是感染了病毒。

◉黑色便

類似黑色焦油的糞便。可能是因為胃潰瘍或十二指腸潰瘍等造成出血現象。另一方面，為治療貧血等疾病而服用鐵劑時，糞便也會變黑。

◉紅色便

混雜紅色血液的糞便。有可能是在形成糞便的大腸內有出血現象；也可能是來自肛門正在出血的痔瘡，或是有食物中毒的情形。

其他像是有劇烈腹痛及腹瀉、症狀持續難以控制、伴隨嘔吐或發燒、明明沒在減肥卻體重減少等情形時，也可能是罹患了重大疾病。千萬別輕忽是單純的腹部不適，請向醫生好好諮詢。

為什麼男性有腹瀉煩惱的人多、女性有便祕困擾的人多？

在此有一個問題，始終讓人耿耿於懷。那就是——

根據經驗法則，似乎男性有腹瀉煩惱的人多，女性則是有便祕困擾的人多。這究竟是怎麼回事呢？金澤醫生的解釋如下：

> 眾所皆知，女性有「濾泡期、排卵期、黃體期」的月經周期。黃體期由卵巢分泌出的「黃體素」（progesterone），對於受精卵著床、維持懷孕是相當重要的荷爾蒙，但它同時具有讓水分滯留在體內的作用，因此會使腸道內的水分變少。研究發現，當女性正值黃體期，腸道裡的內容物通過的時間，會比濾泡期更久。
>
> 再者，女性的骨盆較寬、大腸容易呈現下陷屈曲的形狀、腹肌力量較

弱難以使力，若加上有子宮內膜異位，或曾經有剖腹產造成腸道沾黏等情形影響，腸道的運作就會變差。

除此之外，進行節食、「膳食纖維」（增加糞便分量的重要物質）長期攝取不足或缺乏運動，這類情況女性發生的比例較高，這些問題都容易造成便祕。（金澤醫生）

“原來女性便祕的人多，是因為女性特有的荷爾蒙以及體格造成的影響。為了減肥而導致飲食不均衡，真得多加留意才行。”

至於大腸激躁症，在流行病學上已經證實，女性多屬於便祕型，男性多屬於腹瀉型。

但為何男性較容易腹瀉，目前卻尚未找到明確的根源。和女性容易便祕的特性相比下，男性確實比較不容易便祕；而男性容易腹瀉，不可否認與壓力、飲用酒精、嗜吃辛辣等刺激性食物等因素有關，其他還有待更進一步的研究。

暫不論男性容易腹瀉的原因為何，另有一件很有趣的事情跟大家分享。透過「功能性磁振造影」調查大腦的神經活動之後，發現男性與女性在「大腦內部對於內臟疼痛以及壓力的活動部位」並不相同。但大腦內部反應的差異，是否與排便的變化有所關聯，目前仍沒有詳細證實。（金澤醫生）

沒想到，男性與女性在大腦對於內臟疼痛以及壓力的反應居然不一樣？那麼說不定，這和「女性便祕的人多，男性腹瀉的人多」有點關聯……不過就算有這方面的可能性，終究還是未知的領域。我們能夠做的就是：平時檢查糞便的狀態，盡力以理想的「香蕉便」爲目標，不便祕、也不腹瀉，好好調整生活作息。

痛苦會招來痛苦的「功能異常」

近年來，即使做了精密檢查也沒發現特別異常之處，然而腸胃卻持續因不明緣故感到不適的案例一直在增加當中。

這正是序章曾為大家解說過的「功能性異常」。

在腸胃方面，因為這種「功能性異常」感到困擾的人特別多，當出現慢性化，並對日常生活造成影響的時候，就會被診斷為「功能性消化道疾病」。在這當中，如果是胃有症狀大多會診斷為「功能性消化不良」（dyspepsia）[8]，腸道有症狀則多數會診斷為「大腸激躁症」（IBS）。

「功能性異常」的主要原因，是因為控制臟器的自律神經失調，使得臟器運作功能發生變化，或是感知功能變得敏感的緣故。

如前所述，自律神經會因爲精神上的壓力，以及生活作息不規律所導致的生理壓力而失調。有時還會伴隨慢性的腸胃不適，進而出現焦慮、憂鬱情緒、頭痛、容易疲勞等等的症狀。

就醫被診斷為「功能性消化道疾病」時，除了會視每個人的症狀，開立促進胃部運作的藥物或抑制胃酸的藥物、調整腸道環境（腸道菌群）的藥物、止瀉藥及便祕藥等處方之外，還會進行調整生活習慣、避免累積壓力的心理治療以及生活指導等等。建議有類似困擾的人，最好盡早到醫院檢查諮詢。

再者，**因「功能性異常」所苦的人，也比較容易陷入「對症狀的不安引發焦慮，自律神經失調，導致症狀惡化」的不良循環。**

「吃東西後，要是又消化不良該怎麼辦？」如果一邊擔心，一邊進食的話，再好吃的食物也會索然無味。

反過來說，原本心裡顧慮著：「第一次和對方見面，總覺得好緊張。感覺肚子似乎也隱隱作痛了起來……」沒想到見面之後，彼此很投緣，話匣子大開，根本無暇去感覺肚子痛不痛了。

大家是否也有過這種經驗呢？

8 dyspepsia：在希臘語意指「dys（不良）」、「peptein（消化）」的意思。

若有不適的症狀，會擔心是很正常的事。但是太過在意的話，這種心情本身或許就會再形成壓力而變得沒完沒了。不要將注意力過度放在症狀上，盡可能去關注其他事物，最好是令人感到快樂的、愉快的事情，最重要的就是轉移注意力。事實上，在轉移注意力的期間，據說很多人的症狀就會不知不覺慢慢減輕了。

當然，這類的症狀並不是「心理作用」。總之，不用過度在意。藉由醫師的協助，從容不迫地以輕鬆的心情度過每一天吧！

第 4 章

腸胃
疲勞對策

腸胃疲勞對策❶

這三種飲食方式一樣要學會

到目前為止，已經讓大家了解日常生活中容易引起的各類腸胃症狀，現在就來介紹能改善症狀、調整腸胃健康的對策。

首先是飲食的部分。飲食與腸胃密不可分，自不待言。

話雖如此，突然要改變長期養成、習以為常的飲食習慣，恐怕比登天還難……應該攝取的食物以及必須避免的食物多不勝數，但無論吃什麼食物，大抵都有三個共通的重點。請大家至少應留意這三種飲食原則。

【重點①】順著腸胃的節奏

第一，是飲食的時間。誠如金澤醫生所言，腸胃的運作有其「節奏」（rhythm）。

“

腸胃的功能之一，是包含蠕動在內的消化道運動。

腸胃的收縮運動受到自律神經系統所支配。在規律飲食下兩餐之間的空腹期，包含十二指腸在內的小腸會處於一種規律的收縮模式。而這些收縮運動，是屬於協助消化的生理現象。

因此，每天在同樣的時間點，有規律地攝取適量飲食，是很重要的一件事。反之，不規律的飲食習慣，會無法充分運用到這類的收縮運動而導致消化不良，甚至容易發生腸胃症狀，所以要特別小心。（金澤醫生）

”

人類的身體具有「晝夜節律」（circadian rhythm）[1]，也就是所謂的「生理時鐘」。

1 晝夜節律（circadian rhythm）：「circa」為「大約」的意思，「dies」是「一日」之意，命名即由此而來。意指「大約一天的節奏」的意思。

一天二十四小時當中，我們的身體通常一到固定的時間點，會自動清醒、肚子餓、想睡覺。舉凡體溫、血壓以及激素的分泌等等，體內所有的生理現象，大約都以二十四小時為周期變動著。身體如此規律地活動，就是因為身體內建生理時鐘的關係（話雖如此，據說人類原本具有的周期為二十五小時，所以每天都會產生微妙的落差）。

多數內臟都是依循著這個生理時鐘在運作。

健康的人，每天只會進行數次大腸的大型收縮運動，特別是餐後發生的收縮運動，就容易產生排氣和便意。因此，若飲食或排便習慣不規律，消化的節奏就會失序；除了腸胃的症狀之外，由於自律神經系統的失調，還可能導致身體出現各種運作失常的情形。

關鍵在於，每天要盡量在固定的時間用餐。依循著自己與生俱來的「腸胃節奏」進食，才能促使我們的腸胃保持健康狀態。

【重點②】沒咀嚼就不消化

食物會被消化，是因為胃液的溶解。為了促進胃液的分泌，我們能夠做的，就是「好好咀嚼」。仔細咀嚼磨碎後的食物，有助於減少胃部消化活動的負擔。

令人意外的是，很多人都做不到「仔細咀嚼」。希望大家可以找機會確認自己吃完一餐通常會花費多少的時間，而且盡可能在一個人吃飯的情況下測量——很可能你只花十到十五分鐘就可以把午餐吃完了。這時候，只要試著去觀察自己「有沒有好好咀嚼」，就可以知道我們經常在幾乎沒什麼咀嚼的狀態下狼吞虎嚥。

建議大家先實際感受一下，自己沒有好好咀嚼的程度究竟有多嚴重。然後，試著每一口咀嚼個三次、五次都好，再有意識地逐步增加咀嚼的次數。

【重點③】吃到八分飽乃最佳良藥

無論哪種身體不適，最主要的原因都會提到「暴飲暴食」。由此可見，為避免腸胃失調，最佳對策就是不要飲食過量，應避免超出胃部能力範圍的飲食。

然而，吃東西所帶來的幸福感覺確實無與倫比，應該有不少人是依靠食物來消除壓力吧？像我自己一直從事飲食控制的教學，卻也是長年飽受過食所苦的大胃王……不過，我最終還是找到了因應的方法，現在來傳授給大家。

防止過食的關鍵做法無他，就是——「提升滿足感」。

許多會過食的人，追求的並非滿足感，而是「飽足感」。吃到飽對我們來說是種快感。用食物將肚子完全填滿的時候，會充滿幸福的感覺。

但是，隨著年紀增長，不管是消化液或是蠕動，都已經追不上這種飽足感了。與其追求吃到飽的感覺，倒不如改為達成「吃到八分飽就能感到滿足」的目標，這樣才能長久享受飲食的幸福感。

我發現，提升滿足感的關鍵，就是要將感覺集中在「舌尖」與「胃」上。

①將食物放在「舌尖」，以便用舌頭觀察食材的味道、香氣、口感等等，才能細細品味。

②咀嚼，並吞嚥。將注意力放在食物進入到「胃」的感覺。

持續執行這兩個步驟之後，相信大家就能漸漸地切實體會到「品味」究竟是怎麼一回事了。

每一次的飲食並非只是「將食物送進肚子裡」，希望大家都能開始充分享受這種「品味」的行為。

腸胃疲勞對策❷

調整腸道環境的飲食法

腸道是一千兆群花綻放的花田

接下來要介紹的是：調整腸道環境的飲食法。

想要調整腸道環境，一定要和腸道細菌打好關係。先前曾提及，在我們腸道裡一直住著細菌。這些棲息在腸壁上的細菌，每天既要競爭又要同時維持著複雜的生態平衡。如此景象，儼然是多樣植物群生的「花田」（flora，植物群），因此被稱作「腸道菌叢」。這些「花卉」（菌）的種類至少有一千八百屬，可達四萬種，數量約一百兆到一千兆，重量高達一到兩公斤，十分驚人。

何謂好菌、何謂壞菌？

腸道細菌以我們吃下肚的食物殘渣及分泌物等為養分，產生各種作用。依照這些作用「對人體所造成的影響」，可將腸道細菌區分成三種類。

①好菌
會帶來好的影響。可產生維生素B群、乳酸、酪酸、醋酸、丙酸等等。

②壞菌
會帶來不好的影響。將產生氨、硫化氫、胺、次級膽汁酸等等。[2]

③伺機菌
較好菌、壞菌具有更多層面的作用。通常具有傾向優勢者的特性，屬於善於求生的細菌。

2 好菌或壞菌屬於通俗用語，並不一定代表對身體有好的作用或是不好的作用。在今後的研究之下，分類方式也可能會出現變化。

理想的菌叢平衡，是好菌占兩成、壞菌占一成、伺機菌占七成，這種時候好菌處於優勢，中性的伺機菌會傾向好菌的性質。這樣一來，腸道環境才能維持在良好的狀態。

一旦失去平衡，腸道環境將會失調，進而演變成健康惡化的局面。具體來說，可能會出現腹脹、腹瀉及便祕、肌膚粗糙、體重增加等情形。此外，腸道細菌與其代謝物質，對於「腸腦相依」的運作也有很大的影響力。

馴服腸道細菌的簡單之道

這些腸道細菌，究竟該如何馴服才好呢？且聽金澤醫生怎麼說：

> 腸道細菌除了有助於消化，對於維持身體的健康也是貢獻良多。
> 想要整頓腸道環境或是保持良好的排便習慣，做法很簡單。只要提供養分給腸道細菌就行了。其中，好菌最愛吃的食物是「膳食纖維」，而蔬菜便含有大量膳食纖維。

膳食纖維分成「水溶性膳食纖維」與「非水溶性膳食纖維」，不易溶於水的後者，可能容易造成腹脹，所以必須留意不能攝取過多。

另外，「發酵食品」也稱作益生菌[3]，能有效增加腸道內的好菌，十分推薦食用。

乳糖不耐症、果糖不耐症，或是會對特定食品過敏的人，應避免攝取這類食物，這樣對於維持腸胃健康才會有幫助。（金澤醫生）”

只要供給養分給腸道細菌，就這麼簡單！像是提供好菌最喜歡的膳食纖維，好菌就會感到開心而活躍運作，生成的代謝物有益身體健康，腸道環境即會獲得改善。而「發酵食品」內含豐富的益生菌，也能有效增加腸道內的好菌。

想要馴服腸道細菌，只要投其所好——提供他們喜歡的養分就對了。

3 益生菌（Probiotics）：會對人體帶來有益影響的微生物（好菌）。另外也意指包含這些好菌的食品、產品。「pro」意指「一同」，「biosis」意指「生存」，命名即由此而來。

健康的腸道內，存在非常多種類及數量的腸道細菌[4]，維持著如同花田的生態平衡。平衡狀態因人而異，但是一旦特定細菌的種類及數量極端減少或增加，原本的狀態失衡，將導致消化系統的疾病、免疫疾病、肥胖、糖尿病、甚至代謝症候群等等的症狀。

腸道菌叢的種類早在嬰兒時期就已經定型了，成人後再想增加是很困難的事，所以必須好好努力，避免喪失這樣的多樣性。

為了保持腸道菌叢的豐富性，我們應均衡攝取富含多樣化養分的食物種類。

接著就來為大家介紹，對於腸道細菌特別有益的三種食物。

【重點①】膳食纖維還能預防肥胖！

簡單來說，膳食纖維是「無法被人體吸收當作營養的營養素」。[5]

「無法被人體吸收卻是營養素？」這就是膳食纖維有趣的地方。原本膳食纖維就不是組成人體的必須營養素（蛋白質、醣類及維生素等），所以過去一直被視為類似食物的殘渣，存在無足輕重。例如：蘋果皮、牛蒡粗皮等，這類食物因為纖維較多，口感也不是太好，所以在烹調時大多會被丟棄。

大家想像一下糙米和白米，應該就更容易理解了。白米是將糙米去除米糠與胚芽後，使口感變軟，方便食用的產物。而這些被去除掉的部分，就含有豐富的膳食纖維——糙米的膳食纖維約為白米的六倍。[6]

儘管膳食纖維無法被人體吸收，卻不是不需要的殘渣，而是對身體有益，且能發揮各式各樣作用的成分。

第一，膳食纖維就是腸道內好菌的養分來源。

其次，膳食纖維分為不溶於水的「非水溶性膳食纖維」與溶於水的「水溶性膳食纖維」。非水溶性的膳食纖維會形成糞便，有助於排便。而水溶性膳食纖維溶於水後則會形成果凍狀，減緩消化物的吸收。**吃東西時最先攝取膳食纖維的話，可抑制血糖值急速上升**，並有吸附膽固醇使其排出體外的功用，能有效預防肥胖。

4 腸道細菌的種類：目前存在許多尚未釐清的種類，其中更有很多種類的細菌尚未被證實能發揮哪些作用。現在仍屬於未知的領域。
5 膳食纖維：被定義為「食物中所有無法經由人體的消化酵素加以消化的難消化成分」。
6 糙米的膳食纖維：約有白米的六倍。

非水溶性膳食纖維

富含於穀類、蔬菜類、豆類、蕈菇類中。多數須充分咀嚼才能食用。例如：糙米、裸麥（黑麥）、牛蒡、青花菜等等。

水溶性膳食纖維

富含於海藻類、薯類中。多數為黏稠、滑溜的食物。例如：秋葵、納豆、海帶芽、山藥等等。

每日建議攝取量

成人女性十八公克以上，成人男性二十公克以上（七十歲以上女性十七公克以上，男性十九公克以上）。[7]

非水溶性膳食纖維與水溶性膳食纖維最理想的比例為二比一，但在現代人的飲食習慣中，水溶性膳食纖維很容易攝取不足，非水溶性膳食纖維又容易造成腹脹。

所以，與其錙銖必較在意比例的問題，更希望大家要從各式各樣的食物中，攝取種類豐富的膳食纖維。

如今在便利超商中，也有販售種類繁多的沙拉，可以輕鬆攝取到蔬菜。希望大家務必要充分攝取膳食纖維。

【重點②】寡醣是好菌的最愛！

寡醣屬於醣類的一種。不會被胃酸溶解、也幾乎無法被小腸吸收，能夠直達大腸的「難消化」寡醣，可算是膳食纖維的好夥伴，同樣都能作為腸道細菌的養分。其中，「果寡糖」以及「半乳寡糖」，在增加乳酸菌與比菲德氏菌的效用上，比其他的膳食纖維功效更佳[8]。換句話說，寡糖是好菌的最愛！

7 引用自日本厚生勞働省「日本人的飲食攝取標準（二〇一五年版）」之概要。另，依據臺灣衛福部建議，成年人二〇至三八公克／天，依據性別、年齡、活動量等，總攝取量又會不同。

8 參閱：Daniel So et al. (2018) Dietary fiber intervention on gut microbiota composition in healthy adults: a systematic review and meta-analysis.

果寡糖

富含於洋蔥、蒜頭、香蕉、牛蒡、番茄等食物中。有些市售飲料以及糖漿等也會搭配使用。

半乳寡糖

屬於天然成分，僅存在於母乳當中，有些市售飲料以及糖漿等同樣會搭配使用。

每日建議攝取量

最多一到八公克。攝取過量的話肚子會不舒服，所以要多加留意。

寡糖雖像砂糖一樣具有甜味，熱量卻很低，且幾乎不會被人體吸收，餐後也不會造成血糖急速上升，非常建議在減肥時食用。如為糖漿狀的寡糖可摻入飲品中，也方便在烹飪時使用。但容易吃壞肚子的人，還是應節制攝取才是。

【重點③】發酵食品最適合用來加菜！

發酵食品原本就是富含好菌的食物，所以對於增加腸道內的好菌十分有幫助。使腸道呈現弱酸性後即可防止壞菌增加，而且還具有促進腸道蠕動的作用。

發酵食品中的好菌，與來自食物當中的好菌不盡相同。不同的發酵食物內含不同的菌種，例如：優格中較常有比菲德氏菌、保加利亞乳桿菌以及嗜熱鏈球菌這類的乳酸菌等；味噌含有米麴菌及酵母菌等，納豆則含有納豆菌。如果選擇了不適合自己體質的好菌，反而會造成腸道環境失衡，所以必須多方嘗試，才能找出直正適合自己的好菌。

發酵食品

納豆、米糠醬菜、泡菜、優格、柴魚乾、甘酒、起司、紅酒、醋漬蔬菜、鹽麴等等。

每日建議攝取量

目前並沒有明確的建議攝取量，但是為了預防過度攝取其他成分，以及營養失衡的問題，希望能控制在每種食品的建議攝取量內（以泡菜為例，須留意鹽分過度攝取）。

為了讓食物的種類更加豐富，最好每天分別少量攝取數種發酵食品。譬如定食中會附的味噌湯或醬菜、當作下酒菜的起司及醃清蔬菜等，多數都很方便用來「加菜」，不妨就從每餐多加一道小菜開始做起吧！

誠如金澤醫生所言，乳糖不耐症、果糖不耐症，或是會對特定食品過敏的人，最重要的是要避免攝取這類食物。不管是哪一種食物，都要釐清適不適合自己的體質，同時留意整體的均衡度再作選擇，沒有哪種食物是「光吃這個就行了！」

腸胃疲勞對策❸

醫師親身傳授休息法的祕訣

關於調整腸胃的對策，前面為大家介紹了飲食法；但另外還有一點要請大家格外留意的，就是壓力。本書一再重申，腸胃與大腦及心理有著密切關係，容易受到精神層面的影響。

「為了健康著想，最好不要累積壓力」、「要消除壓力」這些道理時有所聞……那麼，究竟有哪些具醫療效能的壓力對策呢？

❝

說到底，「休養」還是最佳的解決辦法。關鍵在於，遠離會對自己造成壓力的原因，然後好好地放鬆（緩解緊張）。

話雖如此，假若最大的壓力來源是工作，卻無法辭職不幹、脫離壓力的狀態時，還是必須檢討一下自己的工作模式。現今社會持續有勞動改革的呼聲，所以最重要的，就是重新檢視自己的工作時間以及工作方式，再設法加以調整，避免壓力太大。

另外，休假日應選擇做一些自己會開心的事情，這樣才有助於消除壓力。無論嗜好或是運動等等，每個人會感到快樂的事情都不一樣，所以請找出適合自己的享樂方式，確保有充足的時間好好休息。（金澤醫生）”

一言以蔽之，就是休息。承蒙金澤醫生給了如此明快的答覆。從醫生的口中再次聽到「休養」這個肯定的回答，也讓我們有更深刻的體悟。

休息非常重要。這樣的概念大家都心知肚明，但是我們真的做得到「好好休息」嗎？真的有休養身心，把時間盡情地投入在自己樂在其中的事物嗎？你最近一次好好地休息、感覺到快樂是什麼時候呢？

我們每天汲汲營營，把休息當作是件不可能的事。也許是因為還有很多事得去完成、或是因為不知道如何和某人相處、某件工作要如何進行……總是為一堆事情分身乏術。甚至，連「無所事事」都做不好。

有什麼「休息法的祕訣」，適合我們學習呢？

對於實在不懂得好好休息，一開始就會全神貫注、過度投入的人，有一個方法可供參考，稱作「自律訓練法」。

這是一種逐步鬆弛身體肌肉以及緩解緊張，接近自我暗示的方法。在功能性消化道疾病的治療上，對於忙碌到沒時間休息並且抗拒藥物療法，或是找不到其他處方能和藥物療法並行的患者，我通常會向他們推薦這個方法。

可以自行找到時間充分休息的人，繼續用適合自己的方法去做就行了，如果有困難，或是不管怎麼做都會感到焦慮，抑或是對事情總有負面想法的人，我會教他們以下的休息法祕訣。

一邊調整呼吸，一邊放鬆肌肉的力量，再花點時間去除有害身心的緊張感。醫學已證實，透過這樣做，交感神經的緊繃情形就會平緩下來。（金澤醫生）

醫界都在做的壓力對策：自律訓練法

現在就來看看「自律訓練法」（Autogenic Training）[9]該怎麼做。

概括而論，就是用舒適輕鬆的姿勢鬆弛筋骨，同時將焦點放在身體的感覺上。我平時都會教大家用所謂「身體掃描」（body scan）的冥想法，將意識集中在身體上，這算是一種讓身心消除疲勞的正念練習，而自律訓練法和這種方式非常相似。自律訓練法的步驟明快，又不花時間，也不需要特別的工具，所以做起來很簡單。這次特別聚焦在兩個步驟上，教大家做更為簡易的版本。

【準備動作】使姿勢穩定

開始做之前，須先調整姿勢。不必過度專注，保持放鬆舒適的姿勢。

模式 1

坐在椅子深處，讓重心穩定下來，雙手輕輕地放在大腿上。

想像從頭頂被吊起來的感覺，背部自然挺直。

※腳底盡可能緊貼地面。

※切記腰部、背部以及肩膀等處的力量要放鬆。

模式 2

隨意仰躺下來，雙手雙腳稍微打開。

※背部盡可能緊貼地面。

※切記全身的力量要放鬆。

9 參閱：筒井末春著《診療身心症》LIFE SCIENCE，一九八五年／中川哲也編輯《身心症》南江堂出版，一九八二年。罹患身心疾病的人請向醫師求診。執行期間若感到強烈不適時請停止進行。

腰部後仰的姿勢，會使背部更加緊繃。所以不論嘗試哪一種姿勢，都要避免腰部過度後仰，並找出可以放鬆的姿勢。

姿勢完成之後，接著要讓心情平靜下來。這一點都不難，只需要放鬆地深呼吸，靜下心來就行了；但對於總是轉個不停的大腦，可能需要多花一點時間。無須急躁，切記在進行時心情保持愉快舒適。

用放鬆的姿勢深呼吸。
不需要勉強自己呼吸，慢慢地吐氣。
輕輕地閉上眼睛，在心中默唸數次「心情平靜下來了」。

重點在於，不要用祈使未來式默唸「讓心情平靜下來」、「心情要平靜下來」，而是用完成式默唸「心情平靜下來了」。不用勉強自己讓心情平靜下來，而是感受身心現有的狀態，等待心情自然地平靜下來。這樣的態度稱作「被動的集中注意力」，在自律訓練法中堪稱最關鍵的重點。

【步驟一】感覺重量

等到心情澈底平靜下來之後，再進入具體的步驟。

步驟一就是要去感受「手腳肌肉鬆弛之後，很沉重的感覺」。

※感受四肢的重量：關鍵「雙手雙腳很沉重」。

首先，逐步去感受通常較為敏感的慣用手會有怎樣的感覺。在心中默唸著關鍵字「右（左）手很沉重」，同時仔細感受一下慣用手的重量。接下來再一步步去感覺另一隻手，以及雙腳的重量。

切記並不是「讓手腳變重」的感覺，而是「單純感受、接納重量」的態度。

【步驟二】感覺溫度

繼續感覺著手腳的重量，接著讓自己進入到步驟二。好好去感受雙手雙腳的「溫暖」。

※感受四肢的溫度：關鍵「雙手雙腳很溫暖」

同步驟一，一面默唸著關鍵字「右（左）手很溫暖」，一面去感受慣用手的溫度。還有另一隻手，以及雙腳也都要好好感受。

體溫如影隨行，只要將注意力放在體溫上，一定可以完全感受得到。如實地感受自然存在於我們身上的溫度吧！

【結束動作】使假寐的感覺歸零

經過上述所有步驟之後，身心已經澈底放鬆了。我將這種感覺形容成「假寐」，是一種非常舒服的體驗。只不過，若是直接回復到平時狀態的話，有時會出現全身無力或是左搖右晃這類的不適現象，所以要讓感覺歸零才行。

首先要閉著眼睛，將雙手用力張開再握起四到五次。其次將雙肘彎曲再伸直四到五次。最後，將背脊挺直同時深呼吸，然後張開眼睛。

動作到此就算結束了。如果只是叫大家「讓身心放鬆下來好好休息」，也許大家會覺得做起來很困難，但是依照這個方法來做的話，因為已經設計出一套明確的流程，做起來就會很容易。實際做過之後，相信大家都可以體會到心情愉快的假寐感及放鬆感。

這個方法會作用在自律神經上，雙手雙腳的肌肉眞的會鬆弛下來變沉重，呈現血管擴張且溫度上升的狀態。這就是一種讓自己的身心得以放鬆下來的訓練法。

每次訓練的時間並沒有硬性規定，但如果能養成每天的習慣，一天做三次，每次花三到五分鐘左右的時間來練習，並持之以恆，便是最理想的狀態了。不過一開始不用勉強，建議大家在感覺有點累、想要放鬆一下的時候就試試看這個方法。

希望能安全且更有效地進行自律訓練法的人，可以諮詢專業醫師及治療師，接受更正統的指導。

〔**第三、四章**〕參看：中田浩二（共同）著《經久不癒的胃痛、胃消化不良、噁心想吐的真實原因〔胃部功能性消化不良〕專科醫師親身傳授的最新最強克服大全》Wakasa Publishing,Inc.，二〇二〇年。

第 5 章

肝臟與疲勞

因為沉默
所以可怕的內臟

肝臟疲勞檢測表

症狀檢測

（　）每週喝酒五天以上。

（　）曾經喝酒喝到宿醉。

（　）喜歡空腹喝酒。

（　）不了解自己適合的酒精濃度及分量。

（　）喝酒時很少吃下酒菜，尤其是蔬菜。

行為檢測

（　）腹部周圍容易囤積脂肪。

（　）愛吃油膩食物（肉類、炸物、零食等等）。

（　）愛吃醣類（米飯、麵包、麵類以及甜食等等）。

（　）餐點會先從醣類開始吃。

（　）沒有運動習慣或是動態嗜好。

符合描述的項目愈多，
有可能你的肝臟已經累了。

一聽到肝臟，很多人可能都會想起喝酒後的記憶，然後倒抽一口氣吧？即便自信滿滿、誇口說自己是酒國英豪的人，也鮮少敢自信十足地說：「我的肝臟沒有問題！」

正如同「休肝日」一詞的出現，肝臟感覺起來好像是一種「不能承受太多負擔，必須定期喘口氣的臟器」。

此外，肝臟除了代謝酒精，似乎一直都在善盡各式各樣多元化的功能。或許有些人也聽說過「肝臟不好容易疲勞」、「不喝酒的人肝臟也會受損、累積傷害」這類的傳言。

肝臟是大家都不陌生，卻也意外地不甚了解的臟器。藉由這次的訪談，我們將會知曉諸多讓人震驚的事實。

肝臟的職責

肝臟是「沉默的多工作業者」

肝臟是人體體內最大的臟器。它的多工作業情形實在叫人欽佩，因為肝臟一直擔負著三種迥然不同的職責。

- **代謝**：製造身體的能量以及必需的物質（分解、再合成經腸胃消化吸收後的營養素，然後轉換成可用來當作能量的形式、合成身體必需的物質）。
- **解毒**：解除有害物質的毒性（如分解酒精以及尼古丁等物質）。
- **生成膽汁**：製造強力消化液「膽汁」協助代謝脂肪。

這些對於身體來說極為重要的職責，皆由肝臟在負責處理。

肝臟的職責

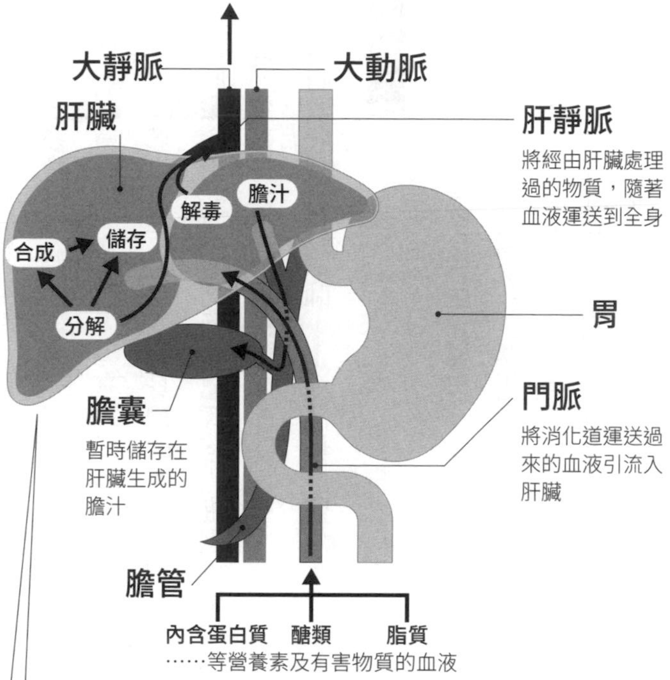

代謝

分解、合成營養素，製成身體必需的能量及物質

解毒

解除有害物質的毒性

生成膽汁

製造脂肪的消化液「膽汁」

然而，就算工作量超出負荷，肝臟也不會自己發出求救訊號。因此，當肝臟真的生病的時候，多數都「為時已晚」了。

肝臟是默默肩負著好幾項重責大任，卻一句抱怨也沒有的「沉默多工作業者」，猶如沉默寡言卻一直支撐著身體的優秀王牌。

因此當肝臟發出悲鳴時，通常已經陷入進退兩難的局面。想趕在為時已晚前妥善因應的話，究竟該怎麼做才好呢？

馬上來請教肝臟專科醫師——浅部伸一醫生。

專業審定

浅部伸一（Asabe・Shinichi）醫生

肝臟專科醫師／前自治醫科大學附屬埼玉醫療中心消化道內科副教授。

一九九〇年畢業於東京大學醫學系後，任職於東京大學附屬醫院、虎之門醫院消化內科等單位。在國立癌症中心研究所內主要從事肝炎病毒的研究，歷經自治醫科大學的工作經驗後，遠赴美國聖地牙哥斯克里普斯研究所留學，投入肝炎免疫研究。回國後，自二〇一〇年起進入自治醫科大學附屬埼玉醫療中心消化內科工作。現在隸屬於 AbbVie GK（艾伯維生物製藥公司）。專攻肝臟病學、病毒學。喜歡喝葡萄酒、日本酒、啤酒。

肝臟與疲勞感的關係

「肝臟不好，人就容易疲勞」其實是騙人的？

我們先來談談肝臟與疲勞感的關係。有道是：「肝臟不好，人就容易疲勞。」因為肝臟負責生成全身使用的能量，以及解除有害物質的毒素，如此說來似乎合情合理。為求真相，我特別請教了淺部醫師的意見。

> 事實上，肝臟是非常強大的臟器。因此，我們平時感覺到疲勞，很難推斷是否為肝臟的緣故。

淺部醫生這番話顛覆了大家的想像！在大多數的情況下，肝臟似乎不是人們日常容易感到疲勞的原因。

那麼被稱作強大的臟器，意指肝臟屬於不容易疲勞的臟器嗎？

❝

基本上，肝臟在運作的同時一定會保留多餘的力氣。肝臟對人體來說，負責非常重要的功能；少了肝臟的運作，我們不但無法生成能量，更無法分解毒素。因此，肝臟會在不停工作的同時持續保留力量。

所謂「肝臟疲勞」，很難有一個明確的定義，但是基本上當肝功能有自覺異常時，疾病的程度應該已經很嚴重了。好比胃部消化不良，當天就會出現不適等現象，但肝臟並不會出現如此即時的反應。

❞

沒錯，總之肝臟就是很強大。這點十分重要，所以要再次重申，真的很強大。強大的肝臟，一面善盡重要職責努力多工作業，一面又要維持保留餘力的狀態……著實令人佩服。

肝臟強大的理由還有另一點，就是——具有再生能力。

❝除了肝臟以外的臟器，一般來說切除後都不會再生，但肝臟卻能讓自己再生。即使將肝臟的三分之二切除，只要經過幾個月的時間，又能再生到原本的大小。不過，這是在肝功能正常的狀態下；若肝功能已經嚴重受損，就無法恢復原狀了……❞

不知道你在公司裡有沒有遇過這樣的人？就是愈挫愈勇的同事。明顯會「倍受打擊」的工作，他們卻還是沉著以對。看到他們努力的樣子，或許你也會心想：「真希望擁有那樣的意志力……」但他們畢竟是特例中的特例，在遍體鱗傷後總能復原再生，是名符其實「耐操的員工」！

再進一步說，肝臟被稱為「沉默的器官」，是由於感覺疼痛的神經並沒有與其連接在一起，所以肝臟不會發出疼痛的警訊。

沒想到，肝臟居然不會自己示弱，果然擁有最強大的意志力啊！

意志堅強所以要仔細觀察

確實，不少貪杯者都會給人一種印象是——他們嘴上碎唸著：「喝太多了，肝臟很疲勞，所以得找一天作為休肝日。」但仍然接連幾杯黃湯下肚，然後又說自己感覺到「肝會刺刺痛痛的……」、「肝不舒服」。

但是，只要我們到了一定的年紀，在健檢之後也都會被醫生提醒該留意肝指數了。明明肝臟應該是強大的臟器，這到底是什麼原因呢？

> 肝臟的疾病，包含有肝癌、肝硬化、急性肝炎、酒精性肝病、脂肪肝、藥物性肝病等各式各樣的疾病。但因為肝臟內部並沒有知覺神經，人無法發現疼痛等自覺症狀[1]，所以只能藉由檢查數值，才能掌握肝臟健康與否。
>
> 由於肝臟一直在負責代謝、解毒、生成消化液等重要功能，若肝功能衰退，恐對日常生活帶來不好的影響。這就是為何會提醒大家，必須在肝臟出狀況前好好地接受檢查。

肝臟有幾個應該特別留意的指數，例如：「AST（GOT）」、「ALT（GPT）」、「γ-GTP」等。

我們應該留意在生病前防範於未然。因此，最重要的就是定期接受檢查，請醫生加以判斷。

肝功能下降會發生什麼事

肝臟負責重要的職責，一旦肝功能下降就會妨礙到日常生活，比方說哪些影響呢？接著就來看看，肝功能下降會造成的幾個問題。

身體的「發電廠」與「製造廠」會停工？

如果你一直以為，經腸胃吸收後的營養素，會一下子就直接在人體內被利用的

1 肝臟疼痛：腫瘤變得極大，覆蓋肝臟的被膜（肝被膜）急劇延伸擴張後，有時就會出現疼痛的感受。

話，可就大錯特錯了。

要讓吸收後的營養素在體內可以有效被運用，需要進行轉換。這項「由外界攝取進體內的物質經分解、合成後，轉換成身體必需能量，並製造出必需物質」的作業，稱之為「代謝」。

代謝通常由好幾個器官在進行，不過大部分由肝臟主掌。而且肝臟可以代謝「蛋白質、脂質、醣類」這三大營養素（還包含了維生素以及礦物質！），也就是說，肝臟是總括了水力發電、火力發電、地熱發電等，堪稱能善用多種不同原料的「能量發電廠」；還能產出身體必需的各種物質，足以稱作多樣化、大量生產的「製造廠」。唯有肝臟屬於能夠代謝如此眾多物質的器官，不愧為意志堅強的多工作業者。想當然爾，當肝功能下降，無法確實發電以及生產時，身體必需的能量以及重要物質就會有所匱乏。

話說回來，一旦代謝「蛋白質、脂質、醣類」三大營養素的發電廠停止運轉的話，將發生哪些問題呢？我們就來看看以下幾個範例。

肌肉會減少？（蛋白質的代謝）

蛋白質的英文寫作「protein」。說到protein會讓人聯想到肌肉，感覺是勤於健身的人不可或缺的成分；相信很多人在健身房運動後也都會補充蛋白質飲品。

蛋白質除了協助肌肉生長之外，也是構成人體全身上下的重要物質。

蛋白質的原料稱作「胺基酸」；假設蛋白質為建築物，胺基酸就是磚塊。藉由將胺基酸砌成各種形狀，組成身體的各個部位，包含：眼睛、頭髮、肌肉、骨骼、血液、內臟——當然還有肝臟本身——甚至大腦的神經傳導物質，也大多以蛋白質為原料。所以，去除占人體六至七成的水分後，人體有半數是由蛋白質所組成。

說到富含蛋白質的食材，包含有肉、蛋、魚、乳製品等等。當然，食物並不會直接變成身體的一部分，就算你吃了雞翅也不會長出翅膀來。我們的身體在攝取蛋白質之後，會先行吸收胺基酸，接著再依據體內存在的法則進行各種合成作用。這套法則所依據的設計圖稱作DNA。有了DNA的法則，我們吃了雞肉之後，才能製造出人類的肌肉、眼睛、指甲、內臟。

這些蛋白質的合成，是由包含肝臟在內的全身所有細胞在進行，其中肝臟還負責下述重要任務——

※合成並分解作為蛋白質原料的胺基酸，並供給全身（＝胺基酸的代謝）

健身時需要蛋白質，就是因為劇烈運動後需使用胺基酸來修復受損的肌肉（此時會藉由再合成的過程變成更強大的肌肉，肌肉才會長大）。

就像這樣，肝臟具有調整眾多種類胺基酸維持平衡的作用。

浅部醫生也提到，健身時萬萬不可缺少名為「ＢＣＡＡ」的胺基酸。只不過，肝功能不佳的人，由於胺基酸容易失衡，所以健身效果可能也會較差。

當肝功能下降、胺基酸代謝不良，別說健身了，就連日常活動導致的肌肉損傷都無法好好修復，恐怕也無法維持日常生活必需的肌肉量。

無論多飽多醉還是想來點宵夜？（醣類的代謝）

不少人習慣喝酒後再來點宵夜，就如同日本人習慣聚餐喝酒後來碗拉麵，相信喝酒的人都有過這類的「後遺症」。那並不是因為酒精使人性情大開，顧不得養生的問題（當然這也有一點關係），而是因為肝臟的運作造成的影響。

肝臟也會進行糖分的代謝，從攝取進體內的醣類生成能量來源，肝臟再將這些作為能量來源的葡萄糖儲存起來，在必要時釋放到血液中，不需要的話再存放於肝臟裡以備不時之需。但是，一旦黃湯下肚，情形就會失控。酒精是毒性非常強的成分，所以肝臟會優先進行代謝，然後糖分才會延後釋出。

這樣一來，適度的糖分一時片刻無法在血液中循環，會造成低血糖狀態[2]，因此才會引發這種「明明一直在吃卻還是糖分不足！」的「假性低血糖」。

在大腦的章節已經說明過，同時處理好幾項工作（多工作業）時，每一項的工作表現都會變差，效率不佳。所以大腦會決定最優先的工作，提醒自己「現在要全

2 酒精性低血糖：正在治療糖尿病（如持續服用降血糖藥、注射胰島素等等）的患者，若是長時間、大量飲用酒精，有時會引發嚴重低血糖，恐危及生命。

神貫注於此」，除此之外的工作必須置之不理；肝臟這個優秀的多工作業者也是如此。然而，如果將「糖分管控」這項重要工作置之不理，結果就很容易引發所謂假性低血糖這樣的問題。

飲酒過後為什麼總是還會想來碗拉麵的原因，就是假性低血糖害的！為了避免這一點，應在飲酒之前適度吃些含有醣類的小菜，最重要的是不能喝太多。酒精攝取過量並非好事。

脂肪會完全囤積？（脂質的代謝）

最後，要針對脂質代謝來說明。

多數進入肝臟的脂質都會合成「中性脂肪」，屬於脂肪的一種。中性脂肪與醣類一樣，都是提供身體活動的重要能量來源。只不過對身體來說，立即且必需的能量還是會先由醣類供給，中性脂肪是醣類不足時的預備部隊。因此，沒有使用到的中性脂肪，會儲備起來以防不時之需，多半囤積在肝臟、脂肪組織、肌肉、皮下等處。這些被囤積起來的中性脂肪變多之後，就是所謂的「肥胖」。

脂質通常給人不好的印象，卻是生存不可或缺的能量來源。一般來說，脂質會經由代謝的運作，將固定的量囤積起來。然而，當代謝的運作發生異常，或是過度攝取脂質時，身體便會囤積遠超出我們日常所需的脂質。一旦血液中的脂質過量，血液變濃稠後便容易引發動脈硬化；若是過度囤積在肝臟，則會變成「脂肪肝」，脂質因此就變成了壞東西。

如此一來，脂肪囤積後容易引發糖尿病等生活習慣病，還有心肌梗塞及腦溢血等所謂的「Metabolic Syndrome」，也就是新陳代謝症候群。

肝臟疲勞的原因

酒精是「糟糕」的物質

如前文所述，肝臟具有各式各樣的機能，人體若少了這些機能將無法生存。那麼，會對肝臟造成負擔的原因究竟有哪些呢？

首先，腦海中第一個浮現的就是酒精。譬如在飲酒過量的隔天，不但頭痛想吐，全身還很不舒服，有時甚至會嚴重虛脫。

攝取酒精之後身體會變得不舒服，是因為酒精這種物質具有一種特性。

首先，酒精在消化吸收的過程中，會直接刺激食道、腸胃等消化道並造成損害。此外，從消化道一路到達肝臟的酒精，雖然會被分解、排毒，但是肝臟也有處理的上限，超出這個範圍便無法解毒。無法完全分解的酒精，以及其有害的代謝物「乙醛」，會在血液當中循環、遍布全身，使得腸胃和大腦等全身上下都會受到傷害。

這就是喝醉後讓人不舒服、頭痛的機制。簡而言之，請大家把酒醉不適、宿醉的原因與喝太多畫上等號。酒醒的速度可能會受到當時的身體狀況、飲酒方式以及下酒菜等因素影響，不過總歸一句話就是「飲酒量超出自己的上限了」。

“

誠如淺部醫生所言：「酒精對於人類的身體而言，是很糟糕的物質。」

”

在大腦裡有所謂「血腦障壁」這種類似關卡的機關，從血液流入的物質會在這裡進行篩選，阻擋下不要的物質、僅接納必要的物質；但是酒精的分子量小，且能溶於油的物質就容易通過這個關卡。而酒精正好具備這樣的性質，因此能通過關卡。

於是進入到大腦的有害物質將抑制神經細胞的運作，使得思考力及判斷力下降，還會引發步伐蹣跚、口齒不清……這類的問題。

肝臟能夠代謝的酒精量並不如我們想像中的多，據說大約一小時五公克。所以一瓶五百毫升生啤酒大約含有二十公克的酒精，代謝需要花上四小時。不過，每個人代謝酒精的功能天差地遠，有些人一小時就能代謝二十公克，有些人則是完全無法代謝，所以只能斟酌各自的身體狀況。

若超出肝臟代謝的上限後仍繼續攝取酒精，無疑地會對肝臟造成負擔，而且會對全身產生影響。大家必須要謹記「隔天還有感覺就表示飲酒過量」，務必提醒自己酌量飲酒的原則。

"

酒精不但刺激性強，甚至會影響到大腦！如果酒精是短時間就能快速代謝的物質倒還不成問題，但是代謝酒精不僅花時間，而且在代謝期間還會造成肝臟負擔，這樣看來酒精的確糟糕透頂。

希望大家要銘記「隔天還有感覺就表示飲酒過量」這句話，仔細斟酌自身情況，好好呵護心「肝」寶貝。

每三人就有一人肝臟「鵝肝化」

說起肝臟的負擔，另一個會聯想到的就是脂肪的囤積，也就是「脂肪肝」。這應該是身材有些肥胖或過了中年的人會特別在意的名詞吧？

沒錯，「脂肪肝」是大家十分熟悉的疾病，據說每三個日本人就有一人可能有脂肪肝[3]。事實上也有報告指出，約一千五百名接受過健檢的日本成年人當中，就有三二％罹患脂肪肝[4]。

3 綜合各機關研究，臺灣人脂肪肝盛行率約三成左右。成年男性約四〇％，成年女性約二〇％。
4 參閱：Katsuhisa Omagari et al.(2009) Predictive Factors for the Development or Regression of Fatty Liver in Japanese Adults.

脂肪肝意指肝臟囤積了過多脂肪，簡單來說就是「鵝肝化的肝臟」。主要原因都是生活習慣造成「內臟脂肪」積累在身上。

竟然每三人就有一人肝臟鵝肝化！光聽就覺得可怕。

順便為大家解釋，所謂內臟脂肪顧名思義即囤積在內臟的脂肪。肥胖分成「內臟脂肪型」與「皮下脂肪型」。脂肪長在腹部內臟周圍（＝**變成蘋果型身材**）的屬於內臟脂肪型；脂肪主要位於下半身，像是腰部或是大腿等處（＝**變成西洋梨型身材**）的屬於皮下脂肪型。當這些內臟脂肪過度囤積於肝臟，就會變成脂肪肝。

話說回來，變成脂肪肝會出現怎樣的症狀呢？

脂肪肝很可怕的真正原因

其實就算得了脂肪肝，症狀也看不太出來。可是也不能因為這樣就置之不理，否則血液變濃稠，容易引發糖尿病、高血壓、高血脂等生活習慣病，甚至是心臟疾病。

而且不去理會脂肪肝的話，會在不知不覺中演變成慢性發炎的「慢性肝炎」；等到出現自覺症狀的階段，有時都已經發展到「肝硬化」了。

顧名思義，肝硬化就是肝臟變成硬梆梆的狀態。一旦惡化恐怕會變成「肝癌」，是很可怕的疾病。

> 過去會罹患肝硬化大多是因為病毒（主要為B型、C型）而引起，但是隨著現今醫療科技的進步，病毒性肝硬化不斷在減少。另一方面，從——完全不同途徑的——脂肪肝演變成肝硬化的人卻一直持續增加。
>
> 變成肝硬化之後，肝功能會明顯下降，幾乎不可能恢復原狀。

過去一直被譽為「強大臟器」的肝臟無法恢復原狀，實在很嚇人。一旦罹患肝硬化，往後的人生都得持續接受支持性治療以彌補肝臟的功能。

“肝臟不容易感到疼痛，所以被稱作沉默的臟器；這個特徵在症狀方面也是如此，肝臟即便有異常也不太會出現明顯的症狀。因此，縱使沒有症狀，我還是會建議被診斷出脂肪肝或被列在脂肪肝觀察名單的人要改善生活習慣。變成肝硬化之後，要恢復原狀相當困難，希望大家在演變成肝硬化之前的脂肪肝階段，就要及早有因應對策。”

原來肝臟生病之後也不容易出現症狀，也正因為如此才必須特別小心。由此可知，脂肪肝絕對不容輕忽。

那麼，會罹患脂肪肝的都是哪些人呢？

酒精本身會製造脂肪？

「脂肪肝大致上分成「酒精性脂肪肝」，與「非酒精性脂肪肝」這兩種。若一天攝取六十公克以上純酒精，絕大多數會是酒精性脂肪肝。飲酒量大約就是落在兩瓶五百毫升的啤酒[5]與一百八十毫升的清酒[6]左右。」

聽到這個飲酒量，有些人覺得多，有些人覺得少。其實，關鍵就在於是否一直存在這樣的飲酒習慣。

5 又稱麥酒，平均酒精濃度約四至十度左右。
6 釀造米酒，平均酒精濃度約十五度。

並不是說在一次聚餐中喝了這麼多的酒，就會讓肝臟生病。不過，「平均」都會喝到兩瓶五百毫升的啤酒與一百八十毫升清酒這等程度的人，最好要小心罹患酒精性脂肪肝。

酒精會直接導致脂肪肝，主要有兩點理由。

第一點是，酒精會直接轉換成中性脂肪的原料。酒精（乙醇）有九成都是經由肝臟代謝。乙醇經肝臟代謝後，最終雖然會變成身體的能量，但是在這個過程中也會形成「脂肪酸」的原料。所以這些脂肪酸就會變成中性脂肪的來源。

酒精本身竟然會製造出脂肪！雖然酒精存在熱量，但是營養價值幾近於零（僅限不含醣類等營養素的情形）。本以為不含脂質等營養素，所以不會製造出脂肪成分，完全沒想到它竟會產生出中性脂肪。

第二個理由是，酒精在經由肝臟代謝的過程中，會阻擋脂肪的燃燒。酒精對身體來說毒性很強，因此和假性低血糖時一樣，會以解除酒精的毒性為優先而抑制脂肪的代謝。無法代謝掉過多的脂肪會怎麼樣……這點無須多作解釋了吧（笑）。製造中性脂肪，同時抑制脂肪的代謝……所以攝入酒精會遭受生成脂肪與抑制脂肪燃燒的雙重打擊，平常大量攝取酒精的人，就容易罹患脂肪肝。長此以往繼續喝酒的話，肝臟會硬化，日後恐將面臨惡化成酒精性肝硬化的風險。

原本一直以為喝酒後變胖或是罹患代謝症候群，可能是因為「吃了太多下酒菜的關係」，或是「飲酒具有促進食慾的效果」，甚至是「喝完酒後再吃碳水化合物造成的」，總之以為問題是出在喝酒時搭配的餐點，沒想到問題竟然是酒精本身。「今天下酒菜有少吃，而且酒也是喝醣類含量少的 Highball，所以沒關係！」如果你抱持著這種想法而大喝特喝，恐怕脂肪會持續累積，得特別留意。

不喝酒的人也會有脂肪肝

有些人會以為只有喝酒的人才會罹患跟肝臟有關的疾病，然而事實絕非如此。「我不喝酒所以沒問題」，因此從不擔心可就危險了。不喝酒的人也會有脂肪肝，甚至一般來說，非酒精性脂肪肝的患者比例更高。

不喝酒的人也會變胖對吧？同理可證，不同的飲食習慣以及運動習慣，都會引發脂肪肝。

沒想到，非酒精性脂肪肝的人居然更多？

事實上，在一份約八千人為調查對象的脂肪肝研究中，得到了下述結論[7]：

・BMI值二十八以上的人：約八四％

・ＢＭＩ值二十五～二十八的人…約五八％
・ＢＭＩ值二十三～二十五的人…約三八％
・ＢＭＩ值二十三以下的人…約一〇％

「ＢＭＩ（Body Mass Index）」是參考身高與體重的關係，就能檢測出肥胖度的指數，可利用「體重（公斤）÷身高（公尺）÷身高（公尺）」此一公式計算出來。標準值為十八點五以上未滿二十五，不易患病的指數則落在二十二上下。

舉例來說，如果是身高一百七十公分，體重七十三公斤的男性，ＢＭＩ為七十三除以一點七除以一點七，約為二十五點三。所以即便只是輕度肥胖，但是脂肪肝的風險確實會增高。

7 Yuichiro Eguchi et al.(2012) Prevalence and associated metabolic factors of nonalcoholic fatty liver disease in the general population from 2009 to 2010 in Japan: a multicenter large retrospective study.

> 並非酒精原因造成的脂肪肝，稱作「非酒精性脂肪肝病（NAFLD）」，隨著肥胖人口的增加，全世界都有攀升的趨勢。推估全球的盛行率，在二〇〇〇至二〇〇五年約二〇％，相對在二〇一一到二〇一五年竟增加至二七％左右。其中，美國整體慢性肝病的患者中，NAFLD 比例於二〇〇五到二〇〇八年間約占七五％，這樣高的比例實在叫人驚訝！[8]

「過量」是指喝多少？飲酒量檢核表

在此為大家一次整理出脂肪肝的種類。

①酒精性脂肪肝

一天的純酒精攝取量在六〇克以上

②非酒精性脂肪肝病（NAFLD）

一天的純酒精攝取量在二〇公克以下，並可區分成下述兩種類：

※單純性脂肪肝：約占NAFLD的八〇至九〇％。非進行性，所以觀察變化即可。

※非酒精性脂肪肝炎（NASH）：進行性的脂肪肝。置之不理容易演變成肝炎或肝硬化，必須特別小心。

是否為酒精性脂肪肝，可視一天的純酒精攝取量有沒有超過六十公克即可分辨出來。六十公克就是俗稱的「過量」；反過來說，非酒精性脂肪肝的分界線為二十公克，稱作「適量」。

具體來說是多少的量，我試著為大家彙整於次頁的飲酒量檢測表。

8 參閱：Younossi ZM et al.(2016) Global epidemiology of nonalcoholic fatty liver disease-Metaanalytic assessment of prevalence, incidence, and outcomes.

另外，純酒精量可依下列公式計算出來，希望大家一定要記起來。

酒精量（公克）＝
酒精度數（百分比）÷一〇〇×飲酒量（毫升）×〇·八（酒精的比重）

大家參閱過後就會知道，許多愛喝酒的人似乎一直都「超量」飲酒。偶爾聚餐喝酒盡情暢飲不成問題，但是這種飲酒作樂的情形變成常態的話，脂肪肝的風險將一口氣提升。

20g 純酒精量的參考依據（適量）		
酒	度數	純酒精量
啤酒 （中瓶 1 瓶・500ml）	5%	20g
日本酒 （清酒 1 合・180ml）	15%	22g
威士忌、白蘭地 （DOUBLE・60ml）	43%	20g
燒酎 （1 杯・100ml）	25%	20g
葡萄酒 （2 杯・240ml）	12%	23g

60g 純酒精量的參考依據（超量）	
酒	純酒精量
啤酒中瓶 2 瓶＋清酒 1 合	62g
啤酒中瓶 1 瓶＋燒酎 1 合	56g
啤酒中瓶 1 瓶＋葡萄酒 4 杯	63g

瘦子也會得到「隱形脂肪肝」？

除了愛喝酒的人之外，不喝酒的人也要小心脂肪肝。但要說「不喝酒又不胖」的人就能高枕無憂，事實倒也未必如此？

> 乍看之下身材纖瘦又不喝酒的人，也有可能得到脂肪肝。這就是所謂的「隱形脂肪肝」。
>
> 尤其在亞洲十分常見，顯然是遺傳的關係。在亞洲各國，BMI二十五以下非肥胖者的人，有百分之七到二〇的脂肪肝盛行率[9]，比起歐美的盛行率百分之十，有偏高的傾向[10]。以二〇一四年在日本接受健檢者為對象的報告中指出，非肥胖NAFLD的盛行率約為百分之十五[11]。
>
> 身材纖瘦且不飲酒，乍看之下與脂肪肝完全扯不上關係的人，同樣有必要接受詳細的檢查。

亞洲人就算不胖，仍具有容易罹患脂肪肝的基因……這話聽起來雖然悲哀卻也莫可奈何。所以容易得到「隱形脂肪肝」的都是哪些人呢？

即便外表看起來瘦瘦的，但是中性脂肪卻很多，即所謂「隱形肥胖」，與內臟脂肪型的肥胖者要特別小心了。因為缺乏運動或飲食營養不均衡的緣故，縱使表面上體重只增加了兩、三公斤，但有時中性脂肪卻一口氣囤積很多。

另外，在極端的節食控制下，也會演變成「營養缺乏性脂肪肝」。當身體處於飢餓狀態，將能量來源之一的脂肪囤積起來的作用就會啟動，導

---

9 參閱：Wei JL et al.(2015) Prevalence and Severity of Nonalcoholic Fatty Liver Disease in Non-Obese Patients: A Population Study Using Proton-Magnetic Resonance Spectroscopy.

10 參閱：Younossi ZM et al.(2012) Nonalcoholic fatty liver disease in lean individuals in the United States.

11 參閱：Nishioji K et al.(2015) Prevalence of and risk factors for non-alcoholic fatty liver disease in a non-obese Japanese population, 2011-2012.

致肝臟容易囤積脂肪。

除了不胖的人，就連瘦子、正在進行極端減肥的人，都有可能發生隱形脂肪肝。如此說來，每個人必須好好留意才行。關於脂肪肝，已經是全體人類都不容疏忽的問題了。

現在就來檢查看看你罹患脂肪肝的風險有多高吧！請大家參閱本章開頭所列的檢測表，確認自己是否符合其中描述的項目。

一旦符合的項目愈多，愈有必要留意脂肪肝的風險。符合前半段項目較多的人，應小心酒精性脂肪肝的風險；符合後半段項目較多的人，請注意非酒精性脂肪肝的風險。另外，同時混雜酒精性與非酒精性兩者要素的案例，也十分常見。

請容我重申，肝臟是「強大所以一損壞便難以修復」的臟器。不管你是否喝酒，無論身材偏胖或偏瘦，千萬別想說「事不關己」，而應該定期接受檢查。

第6章

肝臟疲勞對策

肝臟疲勞對策

為了不造成肝臟負擔

比起三不五時掛病號的職員，在公司裡鮮少抱怨身體不舒服，卻可能毫無預警倒下的員工，會令人更加擔心他的健康狀況。如何才能讓這樣沉默的多工作業者「肝臟」好好休息呢？

“

肝臟是經常運作個不停的臟器。只要肝臟在瞬間停止運作，我們便無法維持健康正常的身體。正因為如此，一定要避免同時造成肝臟太多負擔。通常肝臟會全力運作的時刻是在消化完成之後。所以，與其一次大吃特吃，最好還是少量多餐對肝臟比較有益。

”

原來肝臟和腸胃一樣，用餐時間以及飲食攝取量不規律，對它們都不是件好事。忙於工作的時候，總會不自覺飲食不規律，這方面請大家務必多加留意。

為了減少肝臟的負擔，應避免消化之後，讓肝臟進行代謝與解毒作業時過度負荷。依據這點，接下來會針對「酒精造成的負擔」與「脂肪造成的負擔」深入探討因應對策。

有飲酒習慣者的肝臟疲勞對策

平日和上班族來往時，發現很多人都習慣以喝酒來消除工作上的壓力！

酒精能緩解情緒，有助人放鬆的效果。不少人喜歡每天晚餐時喝一杯，或者偏好以飲酒與朋友搏感情。

酒精除了肝臟之外，還會對大腦以及腸胃等全身造成負擔……可是要對這些人說出「戒酒」二字確實很難，而且一直處處設限也實在麻煩。

因此，即使喝酒也能減少負擔的方法還是有的，以下幫大家設定了兩大原則，請務必放在心上。

【重點①】喝酒務必搭配下酒菜

喝酒時，一定要搭配餐點一起吃！「明明空腹喝啤酒更來勁……」，我了解這樣的心情，但是這種習慣乃萬病之源。空虛的身體，代表一種缺乏屏障的狀態，萬萬不能讓刺激性強的酒精，猛然流入毫無防備的內臟裡。請大家一邊吃東西一邊慢慢喝酒吧！只要食物有進到腸胃裡，酒精的吸收速度就會減緩，也容易獲得滿足感，進而能抑制飲酒量。

再者，似乎也有些人「飲酒時不吃東西是為了少胖一點」。承前所述，酒精本身就會形成脂肪，所以這麼做沒什麼意義（當然也不能過食）。為了減少酒精的負擔，喝酒時最好還是要搭配適度的下酒菜。

非常推薦大家搭配酒精一起食用的，其實就是蔬菜，因為蔬菜含有豐富的膳食纖維與維生素。

膳食纖維需要花時間才能消化，所以進入腸胃之後，可藉此減緩酒精的吸收，還能形成糞便的材料，有助於將有害物質順利排泄出去。

黃綠色蔬菜（菠菜、羽衣甘藍、青椒、紅蘿蔔等深色蔬菜）通常富含維生素A及E，可有效去除使肝細胞受損的活性氧。青花菜、高麗菜、番茄等蔬菜中富含的維生素C，則能促進分解酒精中的有害物質——乙醛。然而，維生素C遇熱容易遭到破壞，所以建議透過沙拉等生食方式加以攝取。

雖然黃湯一下肚，就會不自覺想伸手拿些重鹹或重油的下酒菜來吃，但一開始最好還是點些沙拉或蔬菜棒等菜色來享用吧！

馬鈴薯以及地瓜中的維生素C，遇熱不容易受到破壞，所以推薦大家吃燉馬鈴薯，或是選擇使用了膳食纖維豐富的牛蒡、紅蘿蔔料理而成的金平牛蒡紅蘿蔔，還有用白蘿蔔製成的蘿蔔乾絲等料理。

行為指標

・喝酒時應搭配餐點。

・下酒菜要加點膳食纖維與維生素豐富的蔬菜。

【重點②】記住愛喝的酒要「適量」

酒精攝取過度不是件好事。承前所述，適量以二十公克為上限。超出六十公克的飲酒量一旦養成習慣，酒精性脂肪肝的風險將一口氣上升。

可怕的是，常常毫無自覺地就喝了太多酒。喝醉後可能因為放鬆而變得更開放，判斷力變差又不小心喝下更多的酒，千萬別演變成這種局面！除了飲酒量之外，酒精濃度也要多加留意。

大多數人平時喝的酒大抵不脫幾種品項，請大家斟酌喝酒的量。第五章的表格已有記載，「適量」二十公克的參考標準如下所示：

◉ **啤酒：中瓶一瓶。**

◉ **日本酒：一合。**

◉ **葡萄酒：兩杯。**

覺得「這點量怎麼可能滿足！」的人，請以一週為單位進行調整。提醒自己「一週控制在一百四十公克以內」（請留意一天不能超過六十公克），事先設定好規則，如喝酒後隔天要訂為休肝日、只在週五喝酒等等。

此外，最重要的就是「滿足感」，而非飲酒量。享用美味的下酒菜，穿插著醒酒水（chaser）[1]或是可以品嘗無酒精風味飲品，一邊細細品味愛喝的酒，即使少量也能意外地感到滿足。將一杯酒用多一點的熱水或冰水加以稀釋「增量」之後，同樣能有效提升滿足感。

1 作為沖淡酒精緩解烈酒，讓味覺與身體放鬆的飲料。

行為指標

・掌握自己愛喝的酒一天會喝到多少的量。

・限定一週的飲酒量在一百四十公克以內（※不過一天須在六十公克以下）。

無飲酒習慣者的肝臟疲勞對策

接著來思考一下，對於脂肪造成的負擔有哪些方法可以因應。

不喝酒的人，針對脂肪肝、內臟脂肪的因應措施，基本上與肥胖對策一樣，須留意過食的問題，再好好做運動使脂肪燃燒即可。

話雖如此，突然要改變飲食內容，並開始做運動是很難的事情。在此為大家嚴選兩點做法，「希望大家養成這些習慣就好」！

【重點①】順序最重要！擺脫「胖子飲食」法

在意脂肪的人，希望大家一定要來試試擺脫「胖子飲食」的方法。雖然留意飲食內容十分重要，不過「依照怎樣的順序將食物送進胃裡」同等重要。

所謂的「胖子飲食」，就是說完「我開動囉」的同時就急著扒飯。空腹時不僅不能喝啤酒，同樣也不能吃醣類（是說，為什麼對於我們會感到幸福的事，都要這樣克制才行啊……）。

在空腹時先行攝取醣類，血糖值會上升，胰臟將分泌出名為「胰島素」的激素，用來處理醣類。胰島素具有將醣類轉變成中性脂肪後囤積起來的作用，所以會使人變胖以及演變成脂肪肝。感覺一點也不油膩的米飯及麵包等醣類，同樣會轉變成中性脂肪，聽起來真叫人害怕。

當然並不用因爲這樣而禁止攝取醣類，請放心，為了無所顧忌地品嘗醣類，只要留意進食的順序即可。

擺脫「胖子飲食」法，就是與胖子飲食完全相反；醣類要最後再吃。

一開始先吃沙拉、熟食或湯品等副菜，尤其要從膳食纖維多的開始進食，在這之後再吃肉或魚等主食。最後，再享用主食的醣類。將副菜及主菜先送進腸胃之後，就能減緩後來進入的醣類被吸收的速度。

行為指標
．留意吃東西的順序。
．擺脫「胖子飲食」法的進食順序：副菜↓主菜↓主食（醣類）。

【重點②】每天「多十分鐘」活動身體

經由日常飲食慢慢囤積於肝臟的脂肪，要靠每一天的運動加以燃燒。然而，每天忙碌不停的人，也許無法保證能每天擠出時間做運動，而且負荷大的健身又很累人。這種情況下，不妨先從增加日常身體活動做起。日本厚生勞働省提倡的「打造健康運動基本原則（十八到六十四歲）」為「每天步行（或是像打掃等，強度符合步行以上的身體活動）六十分鐘」、「每週運動六十分鐘至氣喘噓噓並流汗的程度」，重點是「活動身體的時間要比現在多出十分鐘」[2]。如果是這樣的程度，相信很多人都可以堅持下去。

再者，成人一天的目標步數，建議應達到八千至九千步。譬如在通勤或移動時候盡量徒步、走樓梯等等。總之，應在日常生活中養成多走幾步的習慣。

行為指標

- 首要就是提醒自己「多十分鐘」活動身體。
- 類似步行等日常的身體活動每天應達六十分鐘，輕度運動以每週六十分鐘以上為目標。

2 參閱：厚生勞働省《打造健康的身體活動基本原則 2013》2013 年。
〔**第五、六章**〕參看：葉石香織著，淺部伸一監修《愛喝酒的醫師教你最理想的飲酒方式》日經 BP 社，二〇一七年／渡邊純夫監修《現在就做得到！提升肝功能的四十大原則》Gakken Publishing，二〇一四年。

專欄

皮膚是反映內臟的明鏡？

正如「皮膚是反映內臟的明鏡」這句話所言，若肌膚出現有粉刺痘痘、搔癢或是乾燥等等問題時，相信多數人也都會感覺到，這是「壓力或生活失序的警訊」、「體內的異常顯現出來了」。

大家知道肌膚其實也是臟器的一種嗎？肌膚是覆蓋在身體外側的一層膜，展開成一片之後面積約達一點六平方公尺（一塊塌塌米的大小），堪稱「人體最大的臟器」。皮膚能保護身體免於受到紫外線及灰塵等異物、病毒等等的傷害，還能調節體溫，並藉由汗水及皮脂將老廢物質排出體外，甚至可以感知溫度以及疼痛等等的刺激，和其他臟器一樣，善盡各式各樣的機能以維持生命。

有別於存在體內的臟器＝內臟，因為露出在表面的關係，是可用肉眼觀察並發現到異常的臟器（因此，亦可稱之為「外臟」）。

既然發生在身體內側的異常變化，可從肉眼可視的「肌膚」辨別，那就更容易因應了！為此，針對肌膚與內臟、肌膚與疲勞的關係，有請專攻皮膚再生醫療的北條元治醫生為大家說明。

專業審定

北條元治（Hojo．Motoharu）醫生

醫學博士。CellBank Corp. 代表董事。RD診所醫師。東海大學醫學系兼任講師。弘前大學醫學系畢業。曾任職於信州大學附屬醫院，並在賓夕法尼亞大學研究皮膚移植。回國後，於東海大學從事相同研究與燒燙傷治療。二〇〇四年，設立CellBank Corp. 負責細胞保存以及再生醫療技術支援工作。著有《長生不老的iPS細胞》、《美肌必知事項》等多本著作。

肌膚乃「人體最大且最強的臟器」

事不宜遲，我們就來針對「皮膚是反映內臟的明鏡」這句話的真偽，向北條元治醫生一探究竟。內臟失調會顯現在肌膚上，例如：當腸道無法好好吸收營養時，缺乏必要的營養後肌膚就會日漸粗糙……這類情形真的會發生嗎？

“這點實在難以想像。坦白說，因為肌膚算是身體最強大的臟器。”

肌膚是強大的臟器？但像是敏感肌、異位性皮膚炎或是痘痘等等，感覺肌膚難免也會出問題……

肌膚最為強大的意思，並不是說肌膚不會出問題，而是在缺乏營養或是血液循環不良時也不容易受到影響。

例如，只要血液流動停止五分鐘，大腦細胞就會受到破壞，也會停止運作。相較之下，皮膚細胞死亡的速度更為和緩，所以即便氧氣或是營養的循環暫時受到阻礙，也不會出現太大的問題。

因此，即便從小腸吸收的部分營養無法順利送達，也不會立即在肌膚上造成巨大影響。由此可見，肌膚堪稱為極強大的臟器。

原來如此……的確，我們的身體勢必會習慣從大腦及肝臟等這類攸關維持生命的部位，率先開始提供必需的養分，其次才會提供給肌膚以及頭髮等與維持生命較無相關的部位（當然是將肌膚也歸類於維持生命不可或缺的臟器此一前提之下）。由此可證明，肌膚除了是人體最大的臟器之外，也足以稱為最強大的臟器。

然而，大家對於肌膚問題都不陌生，特別是壓力大的時候，或是身體狀態不佳時，在這些情形下感覺肌膚的狀況都會變差。像這類的疲勞現象以及身體不適，難道和肌膚沒有相關嗎？

壓力與皮膚有很明確的關聯喔。只要緊張或是精神上感到壓力的話，有時候手指及腳尖就會變涼，對吧？這是人類感到壓力、覺得有危險時，在自律神經運作下，血液會優先循環至大腦等重要器官，而順序排在後面的皮膚就被延遲供給血液。血液循環變差，就會感覺冷。像這樣，壓力過大時，會引發皮膚的血液循環變差以及皮脂分泌減少，抑或是過度分泌等情形，還有肌膚代謝周期——也就是肌膚代謝再生會紊亂，連帶造成肌膚粗糙。

說到底都是自律神經的關係。即便是「壓力造成的肌膚粗糙」，也都是因為自律神經失調所致。

肌膚和腸道同樣是「細菌的花田」

接著，我們向北條醫生請教肌膚出狀況、肌膚粗糙的主要原因——

我作為醫師在診療患者的肌膚問題時，會發現在病灶以外的皮膚問題，似乎與「皮膚常在菌」失調有很大的關係。

皮膚上其實是有細菌的菌群。在肌膚表面與腸道一樣，一直棲息著無數的細菌。多虧了這些常在菌，才能維持我們肌膚環境的生態平衡。

因為過度洗臉或過度接觸、按摩以及化妝品的刺激等，使得常在菌生態失衡，就會引發各種肌膚問題。如同前文所述，壓力以及生活習慣都會使自律神經失調，皮脂腺還有汗腺的功能下降後，老廢物質便無法順利排出，這些情形都會導致生態失調。

> 肌膚上居然存在著無數的細菌！在腸道的部分也是多虧了細菌的恩惠，原來我們一直在看不見的菌叢保護下，才能維持身體健康。

尤其流汗與肌膚的健康有著密切關係。常在菌會分解由皮脂腺分泌出來的皮脂，藉此形成堪稱天然屏障的「皮脂膜」，不但能阻擋外敵，還能防止水分蒸發。藉由這層皮脂膜，使肌膚表面經常維持在 pH 四點五到六的弱酸性。反觀許多洗面乳或沐浴乳，普遍以洗淨力強的鹼性成分所製成。雖然使用這類產品之後，肌膚表面會暫時傾向鹼性，但在重新分泌出來的汗水以及皮脂中和之後，就會回復到原本的pH值了。

所以說，如果日常生活中幾乎不會流汗，肌膚表面的pH值就會改變，才會引發肌膚問題。

“時常聽到「想要美肌就要運動流流汗！」這句話，原來是因為這個道理。只不過，與腸道一樣關鍵還是在於菌叢平衡，就這層關聯性看來，腸道的菌叢失衡難道不會對肌膚造成影響嗎？”

以我身為一名醫生的經驗來看，消化不良會顯現在肌膚上。譬如一直拉肚子或便祕，便很容易引發肌膚問題，但是這方面的相關機制，到目前還沒有詳細的研究。西醫是深入專攻各領域的學問，反過來說，有時各種研究往往局限在限定的領域。說到皮膚與內臟，如眾所皆知的「黃疸」，就是導因於肝臟的疾病；當血液中的紅血球受到破壞後，名為膽紅素的色素增加，看起來才會變黃的症狀。很遺憾的是，除了這類的疾病之外，有系統性地鑽研皮膚與內臟有何關聯的學問，目前仍未有充分進展，或許會成為未來研究的方向。

如同「皮膚是反映內臟的明鏡」這句話，皮膚與內臟的關係，除了肝臟疾病會導致「黃疸」等症狀之外，目前已知還會因為自律神經失調，造成血液循環以及皮脂分泌等異常，皮膚常在菌失衡後將引發肌膚問題。

聽說連北條醫生也有每次宿醉後，肌膚就會變粗糙的困擾。期待未來會針對皮膚與內臟的明確關聯性進行研究。不過，根據目前的調查已可得知，生活不規律或是壓力大的時候，腸胃等內臟會失常，肌膚也會出狀況。雖然內臟看不見，肌膚卻看得見，所以當肌膚出狀況時，可見得體內也發生異常了。也許應該在這個時間點，重新檢視一下自己的生活。

終極的肌膚保養品，就是「凡士林與防曬乳」

最後，請教北條醫生該如何保養才能維持肌膚健康。

> 肌膚保養的重點，就是做好「保濕與紫外線對策」。總而言之，洗澡後要擦凡士林，外出時要擦防曬乳。只要做到這兩點就行了（笑）。

居然只要擦凡士林和防曬乳就行了。男性也很容易做到這些保養工作，簡單又明快。

關鍵在於，肌膚的常在菌不能失衡，應維持與生俱來的屏障功能，因此保濕工作勢在必行。長痘痘的原因是出在痤瘡丙酸桿菌（Cutibacterium acnes）異常增加的關係，所以為了調整細菌的平衡，切記要用心保濕。

可是，一旦使用了肌膚會感到刺痛、不適合自己的化妝品，造成刺激後就會剝奪肌膚的屏障功能。而且，化妝水在水分蒸發時，反而會搶走肌膚原來的水分，所以由上方覆蓋的保濕劑猶為重要。因此才會推薦大家使用凡士林，成分單純又效果極佳。我認識的女性醫師們，很多人也都習慣使用凡士林，而非高價的化妝品。

另外，紫外線會深入肌膚深層，破壞皮膚層。所以，以長遠的眼光來看，塗抹防曬乳對於維持美麗肌膚十分重要。

最後，和內臟一樣，都要回到最基本的環節。誠如醫生所言，任何會對肌膚造成刺激的過度保養都應避免。終究不要阻礙肌膚與生俱來的功能，應當全面執行保濕與防曬對策才對。

第7章

疲勞的真相

重新檢視身體的
正常組織狀態

截至目前為止，我們已深入調查大腦、腸胃、肝臟這三個區塊的內臟。針對「①內臟失調」、「②內臟失調導致全身疲勞」的問題，分別請教專科醫師，彙整出在日常生活中有什麼可能的原因造成不適，與相因應的對策。身體是在各種器官運作下組成的一個組織，假使有哪個環節令你提心吊膽，期盼能藉由這個機會，讓你好好思考如何正視各個內臟的問題。

在本章的最後階段，將進一步探討包含內臟疲勞在內的所有「疲勞」現象。

誠如作者序所言，**所謂的疲勞，就是身體在發出「你該休息了」的警訊，警告你：「身心已經超出負荷，再這樣下去會出狀況，所以請你暫時停止活動」。**

既然如此，感到疲勞就必須「休息」，這點是無庸置疑。此外，在疲勞這個警報響起前就該加以預防，還有定期消除疲勞也很重要。

那麼，該怎麼做才能消除、預防疲勞呢？

關於各內臟的疲勞，在調查過程中最令人印象深刻的就是重複出現「壓力」、「自律神經」、「飲食習慣」等幾個關鍵字。依循著這幾點，再加上關於疲勞對策的探究，我們請教的是本書總監修——綜合內科醫師中田航太郎醫生。

專業審定

中田航太郎（Nakada‧Kotaro）

Wellness Co., Ltd. 代表董事／綜合內科醫師。

於東京都內醫院擔任綜合內科醫師從事診療工作，並於早稻田大學投入正念與大腦可塑性的相關研究。對於支撐起整個日本的上班族日日忙於工作，等到生病了才到院求診一事抱持危機感，為了預防這種現象，創立提供「私人醫生」服務的 Wellness Co., Ltd.，並擔任該公司代表董事一職。致力於實現「生病前就該依據適當知識降低疾病風險，讓人擁有健康人生的世界」。

疲勞的真相是「身體生鏽了」

一旦身心負荷太大，「疲勞」的休息燈號就會亮起。這時候，我們的身體會出現哪些現象呢？有請中田醫生為大家說明這方面的機制。

過去一直認為，因為「乳酸」堆積在肌肉，我們才會感到疲勞，如今這個說法卻陸續被推翻了。

近年來的研究發現，當我們感覺疲勞時，體內會產生名為「疲勞因子（FF: Fatigue Factor）」的蛋白質[1]。推測是這種訊息傳達至大腦後，我們才會感到疲勞。

正是這個名稱——疲勞因子。

那產生這些疲勞因子的原因究竟為何？

簡單來說，就是壓力反應。

這也是壓力導致！果然壓力與疲勞是難以切割的關係。

一說到壓力，不少上班族多半會聯想到討人厭的上司這類的「精神壓力」，但也不光是如此而已。像是紫外線、空氣汙染、病毒、藥物、氣溫及噪音、睡眠不足或缺乏運動、飲食習慣不規律等等，我們在日常生活中受到的各種傷害，都能算是「壓力」的來源。

> 人類感受到某些壓力時，體內就會產生所謂「活性氧」的物質。這種活性氧會攻擊全身細胞，使細胞受傷，此時便會產生疲勞因子。
>
> 活性氧顧名思義就是活性化的氧氣，會與其他物質產生強烈的化學反應。通常會藉由這股力量攻擊入侵到體內的細菌及病毒等外敵，有助於守護身體健康……但是活性氧如果過度產生，不僅對抗外敵，就連原本理應

1 疲勞因子：使人感覺疲勞的蛋白質稱為疲勞因子。並非意指特定構造的物質。具體的解釋眾說紛紜。近年來針對疲勞因子的研究持續在進行當中，關於這部分期待今後會有進一步的發展。

守護的細胞也會遭到攻擊，因而受到損傷。

大家應該都在化學課時學過，氧氣與其他物質起了化學反應之後，會引起「氧化」現象。那麼，如果金屬與氧氣作用後「氧化」的話，會發生什麼情形呢？就是我們說的「生鏽」。換句話說，可將「身體的氧化」比喻成「身體生鏽了」。對於身體來說壞處非常多。

提到氧化，「飲用具有抗氧化作用的紅酒就能及早防止老化！」的廣告標語時有所聞，指的是紅酒有抵抗身體氧化的效果。據說紅酒內含的多酚等成分具有下述作用，可抑制造成氧化的活性氧產生，甚至還能去除活性氧。

我們會感到疲勞的運作機制如下所示：

受到壓力（紫外線、噪音、不規律的飲食、令人心浮氣躁的事情等等）。

↓

體內產生活性氧。
↓
體內細胞受損（氧化＝身體生鏽）。
↓
產生疲勞因子。
↓
疲勞因子傳達至大腦，產生疲勞感。

終極且唯一的疲勞恢復法就是「睡眠」

我們會感到疲勞，是因為生活上面臨各種壓力的緣故——事實如此，彷彿只要生活在這世上就避免不了疲勞。難道沒有方法讓人消除疲勞，恢復活力嗎？

我曾經說過，疲勞就是「你該休息了」的警訊。歸根究底，「睡眠」可說是恢復疲勞最好的方法了。

目前已知，只要體內的疲勞因子增加，名為「疲勞恢復因子（FR：Fatigue Recovery Factor）」的蛋白質也會出現。疲勞恢復因子顧名思義就是使疲勞恢復的物質，有助於促使進修復因疲勞因子受損的細胞。

話雖如此，當疲勞因子持續大量增加，修復作業難免緩不濟急。只要我們白天上班或是滑手機，持續從事某些活動，疲勞因子便會不斷增加。

但是，睡眠期間就另當別論了。由於人類的活動停止下來，所以疲勞因子不會再增加，反而是疲勞恢復因子的修復活動會更加活躍。

也就是說，想要確實恢復疲勞因子的傷害，唯一的解決方式就只有睡眠。

「累了就馬上去睡覺吧！」睡眠的重要性時常被人掛在嘴邊，這一點也可根據疲勞因子與疲勞恢復因子的關係獲得印證。

終極且唯一的疲勞恢復法，就是「睡眠」。既然如此，我們能夠做的就是讓自己擁有優質且充分的睡眠。

話雖如此，無論是白天遭受疲勞因子的傷害，或是在睡眠期間時能分泌出多少疲勞回復因子，都是因人而異。在肝臟的章節中曾經提到，每個人每一小時可以代謝的酒精量都不一樣，同理可證，在相同的睡眠時間裡可以去除的疲勞量會因人而異。因此我們每一個人適合的睡眠時間都不相同。

中田醫生說道：「六小時以下的睡眠，基本上就算是睡眠不足，疲勞無法完全消除。」希望大家能在確保擁有六小時睡眠的前提之下，將自己的就寢時間與起床時間、一天的日常作息等記錄下來，找出最理想的睡眠時段。

此外，序章曾說明過，若一直感到壓力過大，就會分泌出多巴胺這類的「腦內啡」，就算睡眠不足也不覺疲倦。即便自認為睡眠總是很充足，還是要留意白天是否會出現愛睏想睡，或是注意力下降等這類睡眠不足的警訊。

史丹佛大學的研究顯示，優質睡眠應完全滿足以下四項條件[2]。

【優質睡眠的條件】

- 到入睡為止所需時間在三十分鐘以內。
- 半夜最多起床一次。
- 半夜醒來的話，可在二十分鐘以內再次入眠。
- 整體睡眠時間的八五％以上，都是在床上處於安穩的睡眠狀態（午覺或是打瞌睡等合計不超過一五％）。

核對上述條件後，你是否擁有優質的睡眠呢？

放鬆無法有效消除疲勞？

現在我們已經明白，唯有睡眠才是終極的疲勞消除法，但有一件事還是讓人困惑——一般宣稱能有效回復疲勞的各式放鬆法，難道一點意義也沒有了嗎？透過按摩療癒身心，或是運動完大汗淋漓、神清氣爽的感覺，從「抑制疲勞因子」的觀點來說是否毫無意義了呢？

當然不是。正確來說，將這些睡眠以外的放鬆法，視為「用來預防疲勞因子出現的對策」似乎較為可行。

承前所述，疲勞產生的機制，是「紫外線、缺乏運動以及心浮氣躁等，因為某些壓力反應進而產生活性氧↓細胞受損↓產生疲勞因子並感到疲勞」。所以說，諸如「採取紫外線對策」、「適度運動」、「遠離令人不悅的環境」等等的做法，只要能夠預防壓力反應，就能預防活性氧的產生，更可以進一步抑制疲勞因子的產生。也就是說，只要疲勞消除因子愈

2 參閱：Maurice Ohayon et al.(2017) National Sleep Foundation's sleep quality recommendations: first report.

發活躍，就更有助於消除疲勞。

而且，交感神經持續亢奮，也就是身心處於「緊張模式」的狀態，對於身體來說就會形成壓力。因此，利用各式各樣的放鬆法調節自律神經，以防緊張模式持續，便能預防壓力反應，也將有助於消除疲勞。

我們用來消除疲勞的放鬆法——譬如按摩、芳香療法以及泡澡[3]等等，都能有效預防壓力避免產生疲勞因子。如此，在抑制疲勞因子的期間，有助於疲勞消除因子充分運作，藉此就能解釋為什麼可以消除疲勞。

運用正念從根本處置

重要的是——預防壓力反應。

然而，在日常生活中會引發壓力反應的事物不勝枚舉，想完全迴避掉根本是不切實際的願望，難以做到。

這時，馬上會讓人想到的解決對策就是「改變接受事實的方式」。即便發生了相同的事件，有些人會在精神上感到壓力，有些人卻不然。既然如此，改變自己的想法，進而讓造成精神壓力的事件能夠逐一變少，隨之而來的疲勞也就會減少了。

舉例來說，同樣面對「上司指派了很困難的工作」，有的人容易感到壓力，時常過度反應，心裡會出現「真討厭」、「做不到」、「自己被上司討厭了」等等想法；另外也有人不太會感到壓力，認為「這是自己發揮實力的大好良機」、「自己倍受上司期待」。後者是不怕壓力的人，或許也能形容成內心強大的人。這類型的人不僅具有心理韌性，還給人不易疲累的印象。因為每個人對於事物的看法不同，於是產生疲勞因子的情形也會因人而異，如用這點來解釋某些人「為何總是那樣神

3 泡澡：泡熱水澡會因為「熱度」的刺激，使得交感神經處於優勢，有時反而會產生疲勞因子。在溫度的刺激之下，容易分泌出多巴胺等激素，雖然會對身體造成壓力，同時卻會出現「感覺舒服」的錯覺於是愈泡愈久。想讓副交感神經處於優勢，切記要用攝氏三十七度至四十度左右的溫水，泡澡十到二十分鐘左右即可。

采奕奕？」倒也十分有說服力。

改變對於事物的看法，對於抵抗壓力很有幫助，這部分就是在大腦的章節已經為大家說明過的「正念冥想」。如今我們更可以明白，強化內心的柔軟度，將有助於增加抗壓性。

身處於五花八門的資訊迎面而來、容易感到焦慮的現代，藉由讓內心強大起來的正念冥想培養抗壓性，也許是解決疲勞問題最根本的做法。

用杯子裡的水來作比喻，相信會更容易理解——

代表疲勞因子的水，會從等同壓力來源的水龍頭中，流進你這個容器裡囤積起來；同時也有一個代表疲勞消除因子的水管，一直在慢慢地將水排掉。假使關緊水龍頭就能止住（從壓力來源而來的）水，囤積的水量（疲勞）將逐漸減少。想要關緊水龍頭，共有下述的三種方法。

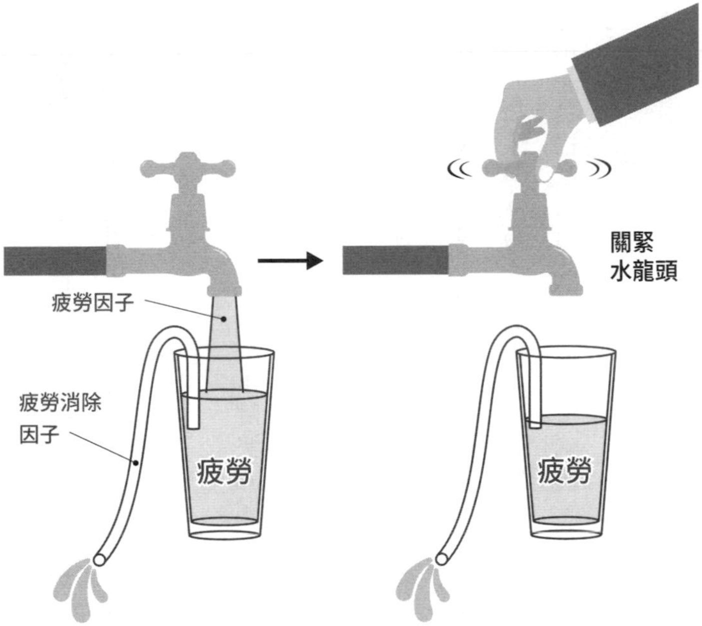
疲勞因子
疲勞消除
因子
疲勞
關緊
水龍頭
疲勞

①睡眠。
②利用放鬆法，使交感神經亢奮的情形切換成副交感神經處於優勢的狀態。
③利用正念冥想，改變對事物的看法，減少會讓人在精神上感到壓力的事物。

依照①→②→③的順序進行，就能從根本解決問題，但是大家也知道這需要花費很多時間的累積，才能慢慢達到成效。睡眠每天都能做得到，林林總總的放鬆法以及紓壓法，也都可以定期進行。

但是正念冥想法，卻無法只經過一天的實踐，便突然培養出抗壓性，所以需要一些耐性與時間，才能懂得如何逐漸改變對於事物的感覺及看法。

累了就馬上去睡覺，每天應擁有六小時以上的優質睡眠，才能消除疲勞。在這個前提下，再定期透過適合自己的方法好好放鬆。然後，每天五分鐘也好，運用正念冥想逐步培養出抗壓性。

不會疲勞的身體，相信可藉由自我管理以及每天的訓練加以實現。

造成內臟疲勞的兩大原因

所有因應疲勞的做法都已經說明過了，接下來要再次聚焦在內臟上。究竟「內臟失調」與「全身的疲勞感」是否有關係？

> 有些部分很難解釋清楚，但總而言之，因為壓力導致自律神經系統功能失常，就會產生疲勞感，而且各臟器也會無法順利運作使得機能低下。此外，飲食不規律導致腸道環境惡化時，也會讓人容易疲勞。在腸道的章節曾討論過「腸腦相依」，一旦腸道環境惡化，同樣會對腦內激素造成影響，所以活性氧會增加，並產生疲勞因子。

在這部分的討論也出現了「壓力」、「自律神經」，還有「飲食習慣」這些名詞……依據這幾點，整理出到目前為止在大腦、腸胃、肝臟各部位的相同重點之後，結論是內臟疲勞的主要原因可概分為以下兩大環節。

①飲食習慣

②壓力

雖然每個臟器都不一樣，但畢竟都是身體的構造之一，有許多原則似乎也都有共通性。接著我們會彙整出一些對策，讓大家可以從明天開始著手進行。

第 8 章

疲勞對策的共通原則

疲勞對策❶

飲食習慣——避免內臟疲勞的飲食法

第一步，先重新檢視飲食習慣，避免內臟疲勞。

【重點①】脂肪含量高的飲食應減量

在腸胃與肝臟的部分，同樣必須留意這個重點：「少吃油膩食物。」脂肪成分含量多的食物，會對消化吸收造成很大負擔，容易出現胃消化不良或是腹瀉等症狀。在腸道內會使壞菌增加，並生成有害物質。內臟脂肪變多之後，還會形成代謝症候群以及脂肪肝。

高熱量、高脂肪的食物，對於所有的內臟，尤其是攸關消化吸收的臟器，肯定會造成很大的負擔。

除了油炸至酥脆的天婦羅、肥肉含量多的肉類等明顯油膩的食物之外，像是乳製品、甜點、小吃這些零食類也要多加留意。當你覺得肚子莫名地不舒服，最好自我檢討是否在不知不覺間攝取過多的脂肪成分了。

高熱量、高脂肪食物的食物範例

- 天婦羅、炸豬排、薯條以及洋芋片等油炸食物。
- 使用大量淋醬或是美乃滋的沙拉。
- 使用了牛腰脊肉的料理（牛排、烤牛肉、涮涮鍋等）。
- 使用了牛五花肉的料理（燉肉、牛肉蓋飯、壽喜燒、漢堡排、培根等）。
- 使用了起司或是鮮奶油的比薩及義大利麵。
- 餅乾或蛋糕等使用了奶油的甜點。

【重點②】魚類是優質的蛋白質

想要修復受損的細胞，蛋白質的選擇萬萬不可輕忽。肉類雖然富含蛋白質，卻也容易攝取到多餘的脂肪。所以攝取蛋白質時，請盡可能以低脂的雞肉、海鮮以及大豆製品為主。

尤其魚類不但是優質的蛋白質，目前研究也已經發現魚油中含有豐富的「DHA」、「EPA」，有助於調節血液中的脂質。另外，大腦的脂質內含大量的DHA——特別是在掌管記憶以及學習的「海馬迴」中含量很多——還有助於提升大腦機能。這種食材希望大家務必納入基本的飲食當中。為避免這些優質油脂在烹調的過程裡流失，建議大家不要高溫烹煮。帶油封存的罐頭食用起來簡單又方便，十分推薦。

順便也推薦貝類、花枝及章魚，因為飽含豐富的「牛磺酸」，是在分泌消化液、膽汁用於吸收脂肪時的必要元素，所以推薦大家多攝取海鮮類食材。

富含高DHA、EPA的海鮮類食物有：
秋刀魚、鯖魚、竹莢魚、鰹魚、海鰻、鮪魚赤身（魚體背部和尾腹油脂少的部位）、鮭魚、沙丁魚等。

【重點③】要吃肉就吃「雞胸肉」！

好想吃肉！遇到這種時候，就想要推薦大家選擇肉類當中屬於低脂肪、高蛋白的雞肉。但是，在雞皮的部分含有非常多的脂質，希望大家要挑選類似雞里肌這類不帶皮的雞肉來吃。另外，雞胸肉更是最佳的選擇，因為它內含「咪唑二肽」（Imidazole dipeptide），也就是所謂的抗疲勞胺基酸，具有非常強大的抗氧化作用，抑制疲勞因子的效果也十分顯著。

再者，一說到雞就會聯想到的雞蛋，也屬於高蛋白質食物。不過，一天攝取兩個以上會增加心臟衰竭的風險，所以應留意不宜攝取過多。

【重點④】碳水化合物請選擇「咖啡色」的！

醣類是重要的能量來源。但醣類的過度攝取，也是造成肥胖最具代表性的原因之一。對於現代人來說，管控醣類是很重要的課題，必須澈底搞懂從哪些食物中會攝取到多少的醣類。

想要吃對碳水化合物，建議改吃「咖啡色的碳水化合物」。例如：從白米改吃糙米，從白色麵包（麵粉）改吃咖啡色麵包（全麥麵粉）。

糙米含有豐富的膳食纖維，可防止血糖值急速上升，還能調整腸道環境，並能吸附脫固醇使之排出體外，有助於體重減輕。

近來有許多像是麵包、義大利麵、麥片或是餅乾等，都是利用富含膳食纖維的「全麥麵粉」製作而成。全麥麵粉和糙米一樣，屬於未經精製的麵粉，會將小麥的表皮、胚芽、胚乳全部一併磨成粉，比起經過精製僅使用胚乳的一般麵粉，具備更高的營養價值。

另外，腸胃狀況不佳的人有所謂「低 FODMAP 飲食[1]」，是除去四種發酵性醣類的飲食法。當一個人的體質不容易經由小腸吸收 FODMAP 時，有時便會引發腹部不適，所以在治療大腸激躁症等症狀時會導入這種飲食法。高 FODMAP 的食物不勝枚舉，諸如牛奶、奶油、冰淇淋、蘋果、芒果、腰果、花椰菜、洋蔥、大蒜等等，其中最具代表性的就是小麥類，比方像麵包、義大利麵、拉麵、烏龍麵等。

平常吃了這類食物後，總是會覺得腸胃不舒服的人，也有可能問題便是源自麵包或是義大利麵。或許試著改吃糙米，再來觀察身體狀況有何變化。

【重點⑤】明辨適合個人體質的食物

至關重要卻意外地很容易被大家所疏忽的一點就是：「應選擇適合自己體質的食物」。

有的人體質不容易消化特定的醣類，也有一些人容易受到辛香料或是咖啡因等食物的刺激。腸道環境因人而異，就連某些種類的發酵食品以及膳食纖維，也會因

---

1 FODMAP：Fermentable、Oligosaccharides、Disacchareides、Monosaccharides And Polyols 的簡寫，意指發酵性寡糖、雙糖、單糖及多元醇。不易被腸道吸收，容易產生氣體的食物。

為每個人的體質不同，反而造成腹部不適。

乳糖不耐症、果糖不耐症、特定食物過敏等引發身體不適的可能性，不妨參考先前腸胃的章節有更詳細的說明。

有鑑於此，**要明確指出網羅了所有重點的「黃金飲食法」為何，實在太難。**有時並無法單就營養價值，就提出理想的飲食習慣。關鍵在於如何妥善選擇出適合自己的食物。因此，須釐清吃了哪種食物之後會造成不適，再與這種食物保持距離；以為「蔬菜對身體一定有益」就大量進食，也可能招致意想不到的身體不適。

應養成習慣，覺得不太對勁的時候就將自己的飲食內容記錄下來，以便告知醫生是在吃了哪些東西之後，出現怎樣的症狀。希望大家謹記「最大的壓力是和躲在暗處的敵人作戰」，仔細觀察並釐清飲食與自己身體的相關反應才是上策。

【重點⑥】現代人身體不適都是「過食」害的？

說到底，當你感到內臟疲勞的時候，也許「避免過食」才是最佳良藥。現代人時常暴飲暴食，在腸胃章節中提過的重點，希望大家能放在心上：

※最多吃到八分飽

※充分咀嚼慢慢進食

如此不但會減輕內臟的負擔，還能節省用於消化的能量。藉由規律的飲食調節自律神經，防止睡眠期間也在進行食物的消化作業，這樣既可以提升睡眠品質，同時也有助於消除疲勞感。

順帶一提，有時在兩餐之間肚子發出「咕嚕……」的聲音，這是因為腸道正在蠕動，進行所謂「複合位移運動（MMC）」，顯示腸道內正在進行大掃除。此時應避免過食，定期營造空腹狀態，有助於內臟的淨化。

只是，對於愛吃東西的人來說，不能大吃真的非常痛苦。相信有些人認為美食才是最佳的紓壓管道。一旦過度克制反會形成反效果，所以一開始目標不要設定太高，可以先試著將平時的飲食分量，充分咀嚼、細細品味後再吃下肚。在腸胃的章節為大家介紹過提升滿足感的重點，希望大家能試著做做看。之後，再試著在獲得滿足感的當下停止飲食。一開始用小碗準備餐點，也能有不錯的效果。

還有，容易鬆懈但不容小覷的是「飲品」。即便在飲食上已經小心翼翼了，工作期間等日常生活中隨手可得的飲品，卻意外地常被忽略了。

正如前文說明，咖啡中的咖啡因、碳酸飲料、酒精都會造成胃的負擔。肝臟為了優先處理酒精，不但會暫停代謝醣類及脂質，甚至酒精本身也會形成脂肪的原料，所以要注意不能飲酒過量。

而一般認為液體中的醣類，比起固態的醣類更容易被人體吸收，將導致血糖值飆升。例如運動飲料和能量飲料等，咖啡因及醣類只能幫助我們暫時提振情緒而已，接下來同樣會感到疲勞。總是覺得疲累的人應避免經常飲用。

疲勞對策❷

壓力處置——消除身心疲勞的休息法

壓力一詞已經出現過無數次了。壓力除了影響我們的內臟，還會導致全身健康瓦解，造成身心疲勞。

以下是處理壓力須留意的重點。

【重點①】無論如何要睡飽六小時

睡眠時間是用來修復身心的時間，會進行受損細胞的修復。而且，大腦在睡覺時還會處理記憶，可謂大腦在整理整頓。因此，睡眠是維持大腦機能所不可或缺的重要活動。一旦睡眠不足，主掌人腦感情的部位——也就是「扁桃體」（又稱杏仁核）——就會起反應，而容易變得情緒化。

睡眠不足的時候，是不是會比平時更加心浮氣躁、感到沮喪？平常可以原諒的事情此時可能會變得難以忍受！精神上的壓力會使活性氧增加，害自律神經失調，甚至可能導致內臟機能變差，陷入惡性循環。

睡眠的基本原則，就是：「盡可能在相同的時間帶，一次睡滿六小時以上！」

【重點②】晚上運用五感好好放鬆

我們自己就具備療癒自己身體的能力——是的，就是睡眠。睡眠是終極且唯一能確實消除疲勞的解決方式，這句話一點也不誇張。

然而，若身心長時間處於緊張狀態，將會逐漸喪失這種療癒效果。明明自己就擁有治癒自己的力量，卻白白浪費掉不是很可惜嗎？

睡眠是唯一的疲勞消除時間，想要順利入睡需要一些小技巧。在一天結束、就寢之前，希望大家能好好緩解白天的緊繃情緒，放鬆度過這段時間。研究已證實，只要能處於副交感神經占優勢的放鬆模式，自然能夠入眠，睡眠品質便會提升。因此，運用五感好好放鬆最有效果。可以試著播放舒服好聽的療癒音樂，或是做做伸展操，點上香氛精油，沉浸在平靜的氛圍裡。當然，冥想也很推薦。

話說，我最愛品香，每天都會在家焚香。我發現只要焚香冥想，不論是大腦或是身體，都能得到深度的放鬆。

【重點③】週末要全神投入嗜好當中！

用優質睡眠療癒每日的壓力之後，週末再找個能讓人全神投入的嗜好！只要是自己喜歡的事情就行了。在腸胃的章節已提到過，這麼做有助於紓解壓力。例如：鑑賞電影、看書或漫畫、聽音樂、散步、跑步、高爾夫、室內足球、跳舞、瑜伽……不用「逼自己」也會不自覺想去做的事情、會讓人全神貫注忘記時間的事物，都能用來讓大腦與內心歸零。

如果這些嗜好還對身體有益的話，效果會更好！打電玩、上網或是會使用到螢幕畫面的嗜好，雖然也能夠消除內心的壓力，但過度暴露在藍光之下，如果又姿勢不良的話，則容易衍生出身體方面的壓力，所以要留意從事這類活動不宜過度。希望大家也能參考一下活動身體，或是外出踏青這類的嗜好。

【重點④】放鬆訓練法

放鬆的難度在於即使要刻意地「好好放鬆」也很難做到。放鬆與睡眠十分類似，並無法藉由個人的意志力達成，必須順其自然地實現。正因為如此，「自律訓練法」重點在於緩解緊張，要學習的是容易營造出放鬆狀態的技巧。

現在就來教大家一個訣竅，讓各位可以學起來以備不時之需。我要推薦的是，可以獲得放鬆效果的「等長」訓練法，也稱作「靜態訓練」，顧名思義就是「靜力性肌力訓練」。

舉例來說，請大家試著將雙手於胸前合十、用力互推，應該可以感覺到在胸部一帶會有些用力的感覺，因為互推的力量愈大，這些負荷將施加在胸肌上。等長訓練不用像一般的肌力訓練（動態訓練）一樣，反覆將啞鈴舉高放下，或是進行伏地挺身等激烈運動；運動時只需要靠自己的身體，就能完成肌力訓練。如此很容易養成習慣，而且只要將注意力集中在肌肉的變化上，甚至能順便進行正念練習。

這種等長訓練還有一個很重要的特點就是：在動作暫停時，可以獲得深度的放鬆。一旦給予身體深層部位刺激，慢慢鬆弛之後，肌肉就會逐漸感覺到放鬆。由於可以同時獲得肌力訓練效果與放鬆效果，我才會將這種等長訓練稱之爲「放鬆訓練法」。接下來還要聚焦在坐辦公桌工作時容易感到疲勞的部位，逐一介紹調節自律神經的伸展操。

〔第七、八章〕參看：梶本修身著《所有的疲勞都起因於大腦》集英社，二〇一六年。

提升放鬆效果的做法

【重點①】整面互推

注意要用「整面」互推。假如雙手在胸前合十時，單用指尖（「點」）互推的話，肩頸等處會額外出力，反而會導致身體緊繃。所以要盡可能「用整面而非點」的方式來做動作。

【重點②】3 秒互推

不能一口氣用力，要慢慢地花三秒時間互推。

NG 範例

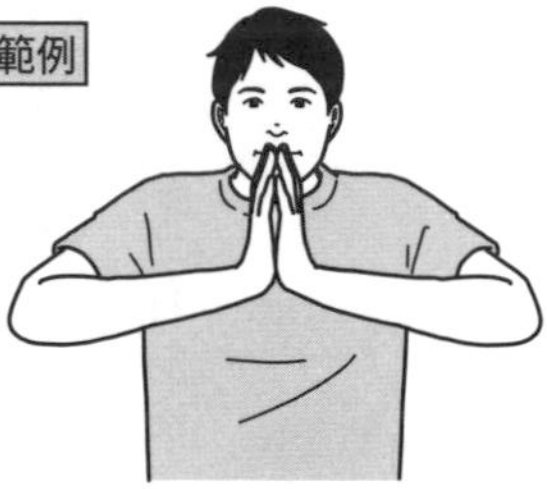

單用指尖及手腕互推，
肩膀相當緊繃。

OK 範例

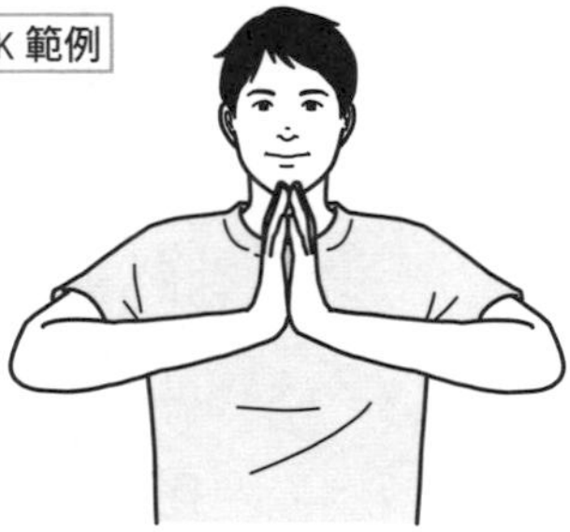

整個手掌一起互推，
肩膀不會額外出力。

【重點③】做完動作之後的時間更重要！

做動作時會產生互推的力量，身體會使勁出力，但是想要獲得放鬆效果，關鍵在於「做完動作之後的時間」！不能馬上進入下一個動作，而要稍微閉上眼睛去感覺身體鬆弛下來了。「感覺」這個過程，有助於進一步提升放鬆效果。

【訓練①】重整肩胛骨與肩膀周圍！

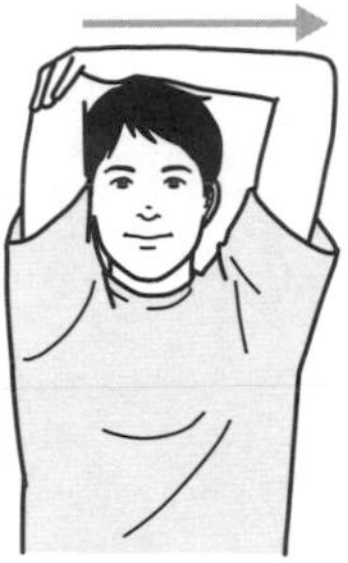

① 盤腿坐下來。很難盤腿坐下來的人，可在臀部下方墊個瑜伽磚或毛巾。
右手抬高後手肘彎曲。用左手抓著右肘，一邊吐氣一邊慢慢地將右肘往頭的方向拉過來。不要用力，右側腋下會有伸展開來的感覺。

用手掌與手肘互推

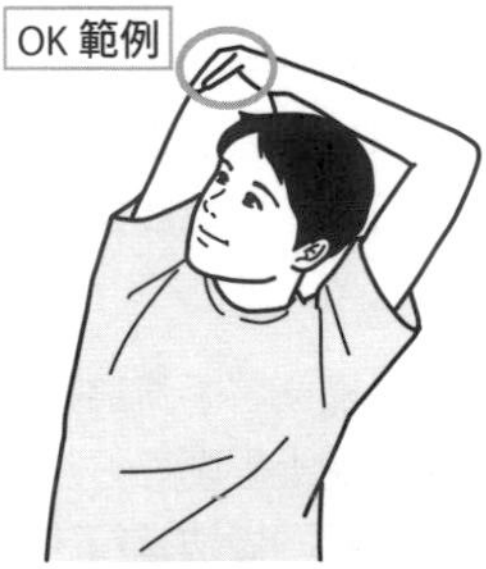

將身體傾斜後側屈。
避免視線往下看。

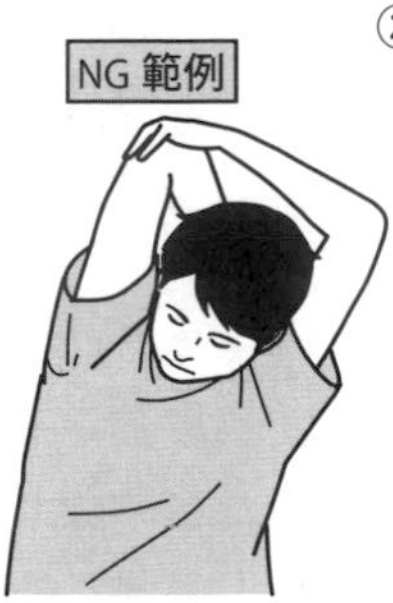

視線往下看，
背部一直拱起來。

② 慢慢地將身體逐步往左傾。視線看右上方。避免右側臀部離地，並且要穩定地位於地板上。
用左手掌與右肘互推，同時停留五個呼吸。一面感覺身體開始熱起來，一面持續互推。

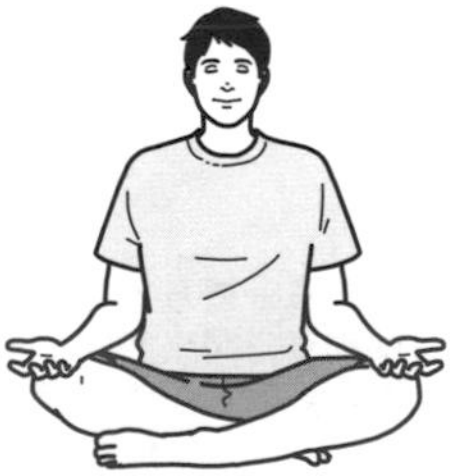

③ 雙手不要用力，然後將手背靠在大腿上，輕輕地閉上眼睛好好放鬆。另一側也以相同做法進行。

【訓練②】重整背部、腋下周圍！

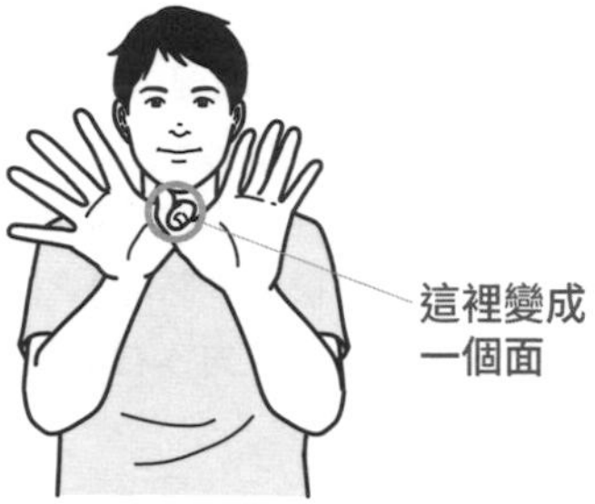
這裡變成
一個面

① 雙手的大拇指於頭頂上交握。

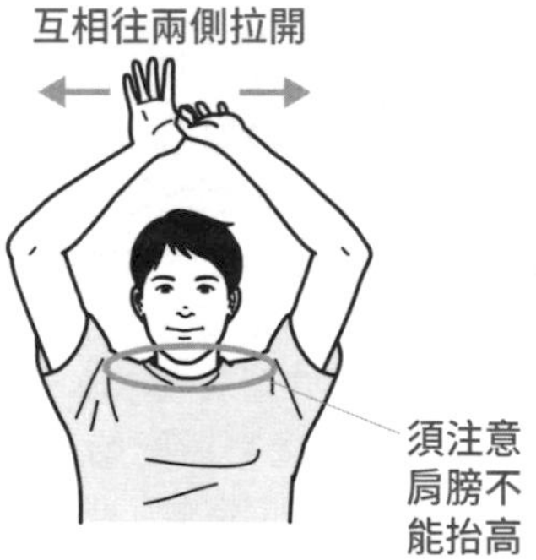

互相往兩側拉開

② 雙肘於耳朵後方的位置彎曲，互相往外側拉開。避免肩膀往上抬高，同時將兩根大拇指相互用力往外拉，停留五個呼吸。
持續提醒自己背脊必須挺直，腋下至手臂的部分會有開始變熱的感覺。

③ 雙手不要用力，然後將手背靠在大腿上，輕輕地閉上眼睛好好放鬆。另一側也以相同做法進行。

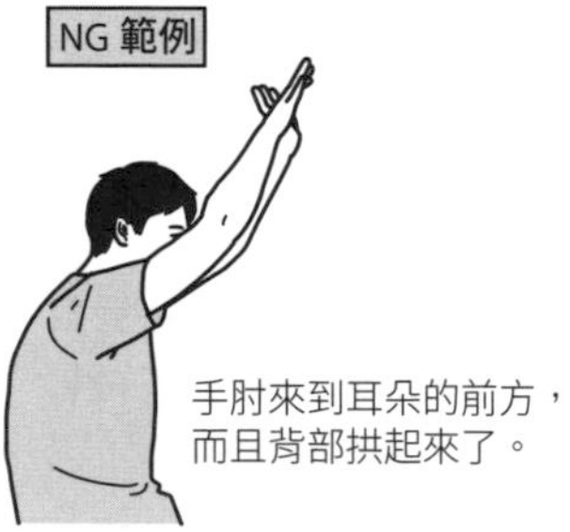
NG 範例
手肘來到耳朵的前方，
而且背部拱起來了。

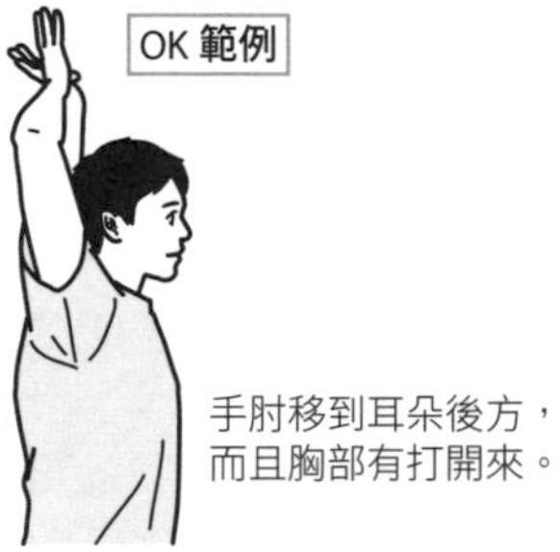

手肘移到耳朵後方，
而且胸部有打開來。

【訓練③】重整脊椎周圍！

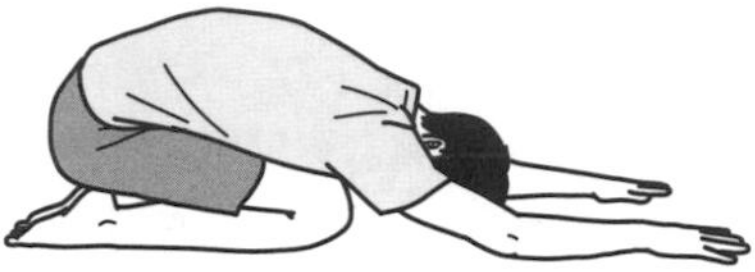

① 坐直後雙手於膝蓋前方貼地。一面吐氣，一面像是在地板滑動般將雙手往前延伸，從腰部慢慢地將上半身逐步往前傾倒。待額頭貼地後，全身不要出力。腰部會有拱起來的感覺，同時好好放鬆（「休息姿勢」）。

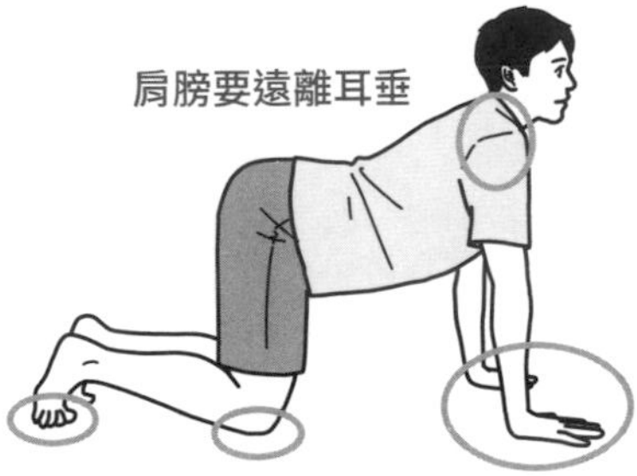
肩膀要遠離耳垂
將地板視為一個面並用力推！

② 一邊吸氣，一邊將臀部抬高後呈四足跪姿。腳尖立起後往地板壓下去，並將臀部往上頂，再將胸部往後仰。
手掌與地板互推，膝蓋、腳尖也與地板互推。用力推地板有助於背脊伸展開來！

③ 一面吐氣再一面呈現休息姿勢，將腰部拱起來。①②要重複做三～五次。

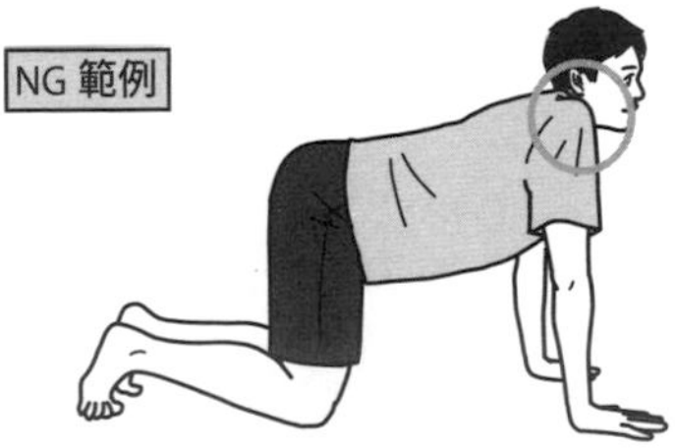
NG 範例

脖子縮起來了。

【訓練④】重整髖關節周圍！

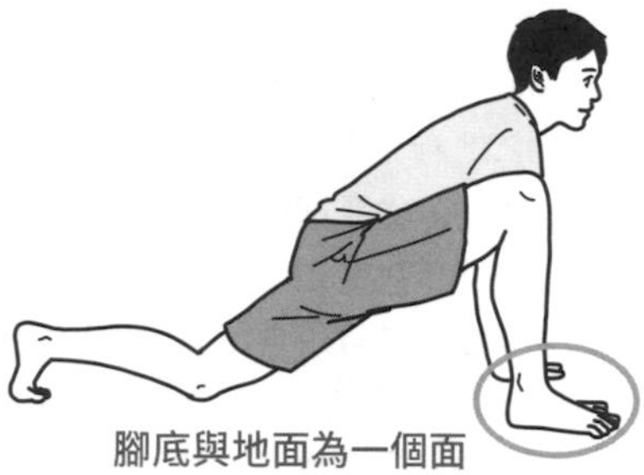

① 呈四足跪姿，將右腳放在右手外側往下踏。左腳往後拉，再將膝蓋與腳尖貼地。腰部往下移動，且右腳的腳跟要維持在呈現九十度的位置。用右腳腳底確實地往地板壓下去。辦得到的人，可將臀部往地板的方向移動，進一步刺激髖關節。停留五個呼吸。

NG 範例

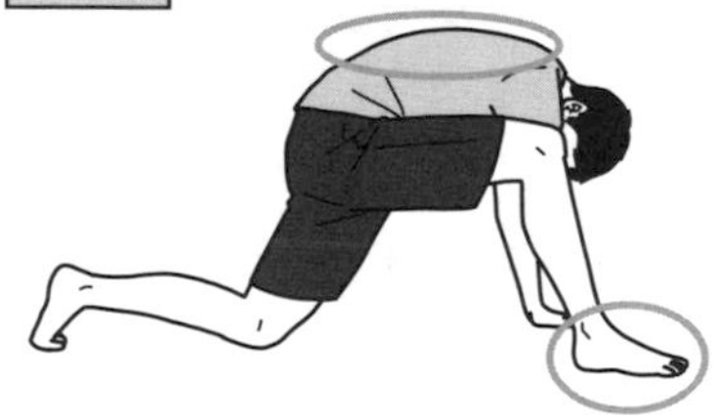

背部拱起來，
而且前腳沒有往下踏。

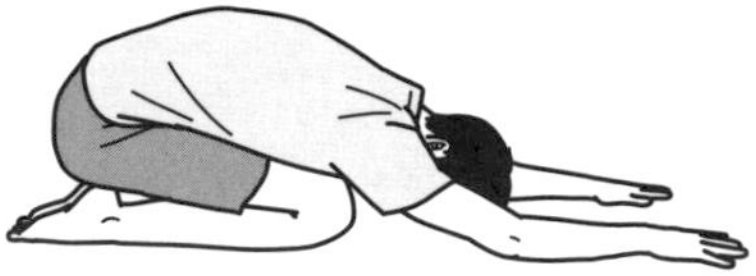

② 使右腳回到後方，呈現休息姿勢好好放鬆。
另一側也以相同做法進行。

【訓練⑤】俯臥放鬆操

從現在開始要進入放鬆篇。其實，俯臥的放鬆效果最好，體重會適度地施加在胸部及腹部上，而且地板與身體接觸的部分變大，因此可以放心地全身放鬆下來。只要呈俯臥姿就能放鬆，大家不妨在睡前試著做看看。

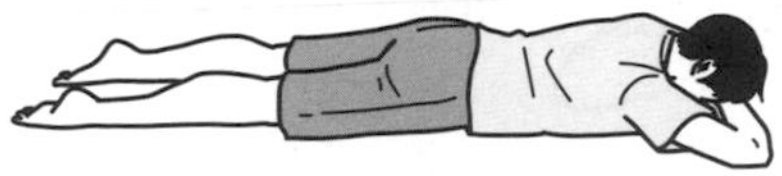

① 呈俯臥姿，將額頭靠在疊放在一起的雙手上。雙腳打開與腰同寬後放鬆。

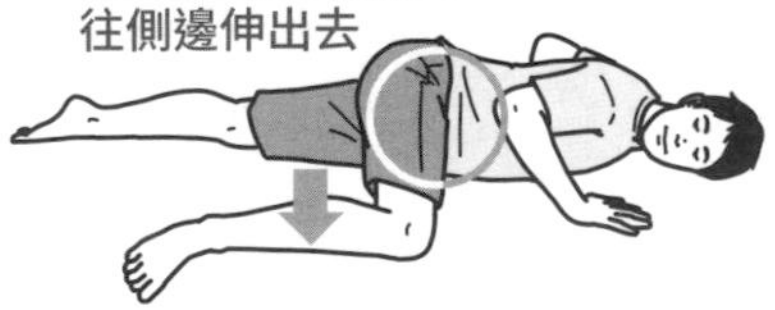
臀部抬高後將膝蓋

② 雙手於胸部側邊貼地，再將臀部抬高，右膝彎曲呈九十度。盡量將膝蓋往右推出去，然後髖關節與地板之間要緊密貼合。腳踝也要彎曲呈九十度。

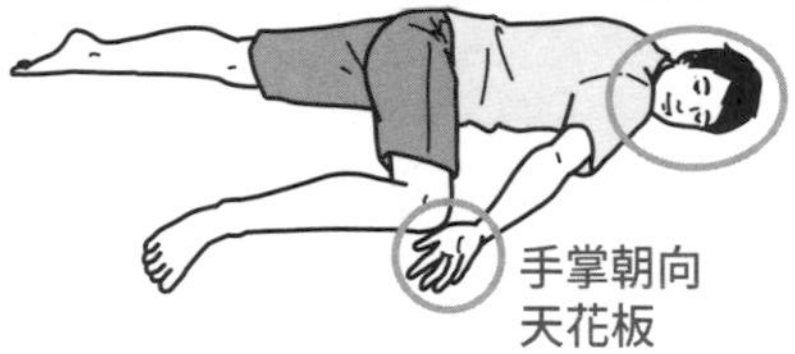
左臉頰靠在地板上

③ 雙手往斜下方伸直，手掌朝向天花板。左臉頰貼地後放鬆。用胸部及腹部去感覺身體的重量，同時將注意力放在呼吸上。
雙手於胸部側邊貼地後將腳往後伸直，回到①的姿勢。
另一側也以相同做法進行。

※ 髖關節會痛的話，無須勉強使膝蓋及腳踝呈九十度，維持在不會痛的位置輕輕地將腳彎曲。膝蓋會痛的話也可以在下方鋪個毛巾。

【訓練⑥】搖腳放鬆

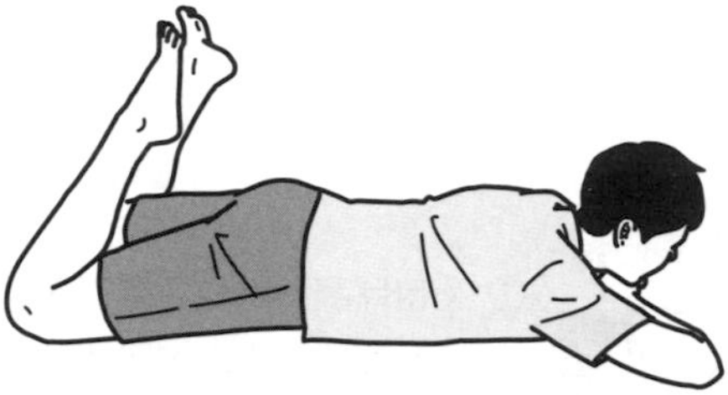

雙腳打開與腰同寬，膝蓋彎曲後將腳左右搖晃即可。
改善小腿肚至腳尖末端的血液循環，逐步緩解雙腳的緊繃狀態。

最後呈現休息姿勢好好休息。起身時須放慢動作。
也可以直接仰躺後入睡！

結語

疲勞是身體的求救訊號

在現代社會中，每個人感到疲勞的原因都不一樣，假如有十個人，可能就有十種原因。你的疲勞是屬於哪一種呢？

有的人也許是因為胃消化不良而感到疲勞。
有的人也許是受到肥胖的影響而感到疲勞。
有的人也許是由於大腦而感到疲勞。
有的人也許是源自大腦與胃的雙重原因而感到疲勞。
有的人也許是來自大腦、胃及肩膀痠痛的三重問題而感到疲勞。

希望大家試著去仔細思考，你的疲勞從何而來，怎麼做才能紓解。不妨將注意力放在自己身體所發出的警訊，一探究竟吧！

覺得累的原因、消除疲勞的方式，都因人而異。尤其當主要原因來自精神上的壓力時，想必情況更是如此。

假使不知道什麼該做，又該怎麼做的時候，不如試著敏銳感受一下「症狀」，這可是身體發出的求救訊號。例如：在特定工作之後會產生倦怠感、胃消化不良或排便不順暢、飲酒後特別會全身無力等等……我們往往會不經意地將疲勞以及身體不適視為正常現象，可是確實接收自己身體正在發出的求救訊號，才是擁有愉悅身心的第一步。

中醫把即將發病的狀態稱之為「未病」。還沒生病，卻不由自主一直感到疲勞，這就是未病的警訊。

在這種未病的階段進行治療，稱作「治未病」。換言之，就是在演變成疾病之前著手處置，以避免生病的治療。以西醫的觀點來說，應該相當於「預防醫學」。若非具備高度意識，且時常張開天線接收健康訊號的人，恐怕很難做到。

現代這個世界，舉凡勞動改革、少子、高齡化、人生一百年時代（註：指人類普遍壽命達一百歲的時代）與健康壽命，還有新冠肺炎（COVID-19）等議題，皆以迅雷不及掩耳的速度助長了健康的重要性。為了擁有一個舒適且幸福的人生，相信今後「治未病」的觀念將倍受推崇。

總而言之，你每天的生活習慣將為身體健康奠定基礎。內臟非常坦白直率，對於你的生活習慣，無論好壞都會直接產生反應。

大家一定要從今天開始，就試著好好保養身心。

若不知道從何著手，希望大家務必參考本書介紹的內容去嘗試看看。日常觀念的些微變化，將有助於呵護每天一直為你辛苦付出的每個內臟。

內臟累了的時候，累積在體內看不見的疲勞及不快，也會形成一種氣場顯露於外。反過來說，當內臟健康，身心也很輕鬆愉快時，也會直接營造出容光煥發的狀態。正因為眼睛看不見，更要讓重要的內臟保持活力，實現最佳狀態。

期盼大家的內臟、身心都能消除疲勞，才能度過朝氣蓬勃的每一天。

松尾伊津香

總審定後記

正視疲勞預防疾病

耳聞「內臟疲勞」一詞時，正統醫師都會出現這樣的想法。

「又在談論什麼無稽醫學了嗎？」

我原本也是有同樣想法的醫師之一。但是，上Google或Twitter搜尋「內臟疲勞」一詞之後，竟然有不可勝數的不適症狀都是使用這一詞彙來表達。

「據說內臟疲勞吃〇〇營養食品就能改善」、「最近老是在聚餐，內臟疲勞得不得了」、「好像從一早就全身無力，能不能教教我改善內臟疲勞的方法……」。

這些症狀的種類五花八門，程度也是千變萬化。

我身為一名醫生，又是提供預防醫療的公司代表，經常會全心將證據力十足的正確資訊分享給大家。我們通常會利用1 on 1平台為忙碌的上班族提供服務，讓他們能有效率地管理健康。

我每天在和患者以及顧客交流時，總會感嘆：「醫師與一般人之間存在的資訊不對稱，實在超乎我們醫師的想像」。

無法用言語形容的不適症狀，患者們總會用類似「內臟疲勞」、「免疫力低下」這類籠統的形容來表達，或乾脆置之不理。甚至有一些公司，順勢利用這些語彙，以不科學的宣傳標語販售商品。有些身體不適的人，便對這些充滿謎團的商品趨之若鶩，拖到症狀變嚴重了才想到要去醫院求診。

我想設法扭轉這種情形，於是此次才會決定監修本書。

先要引發各位讀者的興趣，才能跨出溝通交流的第一步。因此，我大膽將世人習慣的「內臟疲勞」一詞，直接當作書名。

希望大家在讀完本書之後，能藉由這次機會再一次認真檢視自己的身體狀況以及生活習慣，了解身體不適從何而來。另外，也期盼大家可以多方嘗試書中介紹的各項自我管理法，試著好好摸索適合自己的健康之道。

想要預防疾病並且健康長壽，必須學習正確的健康素養（有關健康的知識）。根據正確的健康素養進行妥切的自我管理，在適當的時機向醫生諮詢，這才是健康管理的祕訣。上醫院求診時，也有助於醫病之間的溝通。

事實證明，健康素養愈高的人死亡率愈低；國外也推出一種服務就是，知識程度愈高的人，保費愈便宜。遠距化不斷進展，正在從組織的時代演變成個人的時代，保養自我身心的能力，想必將愈來愈受到重視。

本書若能協助大家解決日常身體上的不適，同時藉此機會檢視自身的身心狀態，並能檢討每天的生活習慣，我將倍感榮幸。

中田航太郎

國家圖書館出版品預行編目 (CIP) 資料

內臟疲勞修復全書：你聽見身體求救的聲音嗎？從大腦、腸胃、肝臟全面緩解你的不適 / 松尾伊津香著；蔡麗蓉譯 . -- 初版 . -- 臺北市：遠流出版事業股份有限公司，2022.07

面； 公分

譯自：內臟疲労回復

ISBN 978-957-32-9576-1(平裝)

1.CST: 健康法 2.CST: 疲勞

411.1 111006596

內臟疲勞修復全書

你聽見身體求救的聲音？從大腦、腸胃、肝臟全面緩解你的不適

作　　者 松尾伊津香
總 審 定 中田航太郎
譯　　者 蔡麗蓉
主　　編 盧羿珊
校　　對 徐采琪、張婉婷
封面設計 張天薪
內頁設計 葉若蒂
內文排版 菩薩蠻電腦科技有限公司
行銷合作 一方青出版國際有限公司
台北市大安區青田街 2 巷 18 號 1 樓　電話：02-23927742
信箱 chinchin239@gmail.com
網址 https://greenfans239.shoplineapp.com

發 行 人 王榮文
出版發行 遠流出版事業股份有限公司
104 臺北市中山區中山北路一段 11 號 13 樓
電話（02）2571-0297
傳真（02）2571-0197
郵撥 0189456-1
著作權顧問 蕭雄淋律師

定　　價 380 元
初版一刷 2022 年 7 月 1 日

遠流博識網 www.ylib.com E-mail: ylib@ylib.com
遠流粉絲團 www.facebook.com/ylibfans